AF500683

SOULTZBAD.
LE BAIN DE SOULTZ

PRÈS MOLSHEIM (BAS-RHIN).

SOURCE MINÉRALE CHLORO-IODO-BROMÉE.

MONOGRAPHIE

PAR

LE Dr E. EISSEN

Rédacteur en chef de la Gazette médicale de Strasbourg, médecin cantonal, médecin-major des sapeurs-pompiers, et membre de la Société de médecine de la même ville, membre honoraire de la Société médicale du Haut-Rhin, de la Société de médecine légale et administrative du grand-duché de Bade, de la Société médico-physique d'Erlangen, secrétaire de la Société pour la conservation des monuments historiques d'Alsace. — Médaille d'or (choléra 1854).

AVEC QUATRE PLANCHES LITHOGRAPHIÉES.

On fait de la santé là-bas....
ALFRED DE MUSSET.

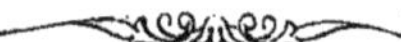

PARIS
LIBRAIRIE DE VICTOR MASSON
Place de l'École-de-Médecine, 17.
1857.

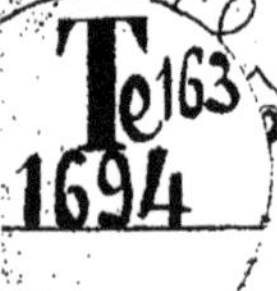

SOULTZBAD.

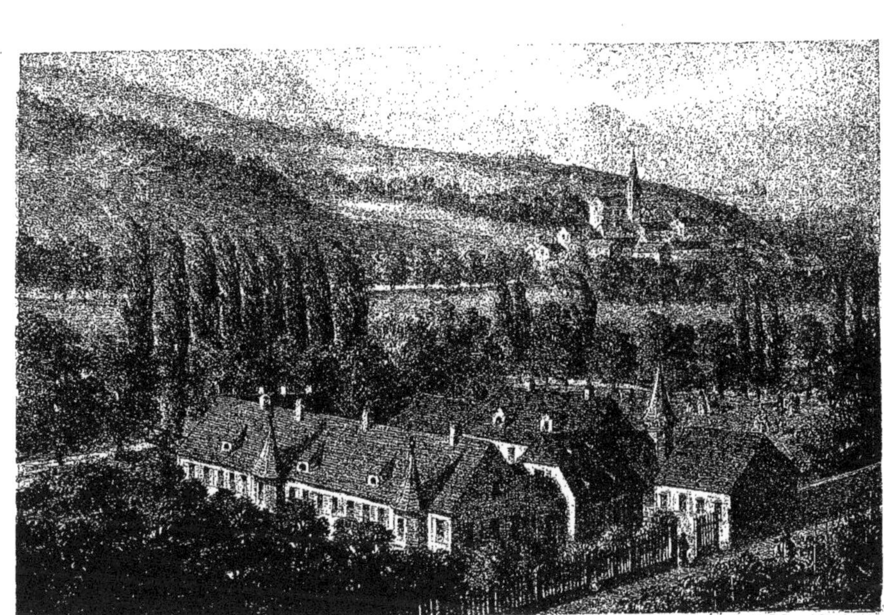

Dr Eissen, del.

Lith. E. Simon à Strasbourg.

SOULTZBAD. — LE BAIN DE SOULTZ.

SOULTZBAD.
LE BAIN DE SOULTZ

PRÈS MOLSHEIM (BAS-RHIN).

SOURCE MINÉRALE CHLORO-IODO-BROMÉE.

MONOGRAPHIE

PAR

LE Dr E. EISSEN

Rédacteur en chef de la Gazette médicale de Strasbourg, médecin cantonal, médecin-major des sapeurs-pompiers, et membre de la Société de médecine de la même ville, membre honoraire de la Société médicale du Haut-Rhin, de la Société de médecine légale et administrative du grand-duché de Bade, de la Société médico-physique d'Erlangen, secrétaire de la Société pour la conservation des monuments historiques d'Alsace. — Médaille d'or (choléra 1854).

AVEC QUATRE PLANCHES LITHOGRAPHIÉES.

On fait de la santé là-bas. ..
ALFRED DE MUSSET.

PARIS
LIBRAIRIE DE VICTOR MASSON
Place de l'École-de-Médecine, 17.
1857.

C'est le sentiment qui nous a dicté les lignes qui vont suivre, destinées à mettre en lumière les propriétés réellement remarquables de la source de Soultz, dont nous avons pu apprécier les salutaires effets sur un certain nombre de nos malades, et finalement sur nous-même[1].

Strasbourg, octobre 1856.

Dr Eissen.

---

[1] Voir la première observation à la page 25.

STRASBOURG, IMPRIMERIE DE G. SILBERMANN.

AVANT-PROPOS.

Dans les affections chroniques qui affligent le genre humain, les sources minérales et thermales, employées avec intelligence et discernement, forment peut-être la classe la plus puissante et la plus précieuse des agents thérapeutiques. Moralement et physiquement elles constituent celle dont l'usage est, sans contredit, le plus agréable aux malades, en réunissant toujours les deux conditions *tuto* et *jucunde*, et, eu égard à la durée des affections qu'elles sont destinées à guérir, presque toujours aussi celle de *cito*. Elles sont ainsi un des plus grands bienfaits que la Providence a créés pour la consolation et le soulagement de l'humanité souffrante.

Le devoir de tout médecin consciencieux, aimant son art et l'humanité, et ayant eu l'occasion d'étudier une source minérale, c'est d'en faire connaître, ou d'en rappeler les vertus au monde médical.

SOULTZBAD.

LE BAIN DE SOULTZ

PRÈS

MOLSHEIM (Bas-Rhin).

SOURCE MINÉRALE

chloro-iodo-bromée.

On fait de la santé là-bas....
ALFRED DE MUSSET.

CHAPITRE PREMIER.

HISTORIQUE ET LITTÉRATURE.

La source minérale de Soultzbad est connue et utilisée depuis des siècles.

La tradition populaire veut qu'elle ait été découverte par les pâtres des environs qui conduisaient leurs troupeaux aux bords de la Mossig. Ils remarquaient que les vaches donnaient la préférence à un pré au milieu duquel se trouvait une abondante flaque d'eau où elles s'abreuvaient avec avidité. Cette flaque d'eau était toujours limpide et ne gelait pas en hiver. Ils doivent surtout avoir remarqué que les vaches souffreteuses se rétablissaient au bout de peu de temps, dès qu'on les conduisait à ce pâturage.

1.

Quoi qu'il en soit de cette tradition, elle ne pourrait tout au plus nous faire remonter qu'aux temps mérovingiens, car jusqu'ici on n'a trouvé, ni dans l'établissement du Soultzbad, ni dans les environs, aucune trace de constructions romaines. Le peuple-roi ne paraît donc point avoir utilisé cette source.

Mais il est certain qu'au moyen âge et à une époque antérieure à tous les documents écrits, l'eau minérale de Soultz était connue et exploitée. Il paraît même que la religion l'avait adoptée et en faisait la charité aux malades nécessiteux, car l'évêché de Strasbourg fournissait le bois de chauffage, de marnage et de construction nécessaire à l'entretien d'un établissement de bains, et l'évêque de Strasbourg en était le seigneur suzerain ainsi que des terres environnantes. Cet état de choses subsista jusqu'en l'année 1777, époque à laquelle le cardinal de Rohan, évêque de Strasbourg, racheta cette servitude avec l'assentiment du grand-chapitre[1].

Le bain avait été placé sous le patronage de saint Amand, premier évêque de Strasbourg, institué par saint Materne, premier apôtre de l'Alsace au quatrième siècle. La chapelle qui faisait partie de l'établissement était par conséquent dédiée à saint Amand[2]. Il est incertain si les restes qui existent encore aujourd'hui, proviennent de la première chapelle dédiée à ce saint, ou si, antérieurement à cette construction, il en avait déjà existé une plus ancienne. Ce qui est certain, c'est que ces restes bien conservés datent du quatorzième, tout au plus du commencement du quinzième siècle. Ils nous font par conséquent

---

[1] Documents MS. parmi les titres de propriété.

[2] Saint Amand est toujours encore en vénération au village de Soultz, où l'on promène son image à toutes les processions.

déjà remonter à une assez respectable antiquité, et au delà des renseignements fournis par les auteurs ou par des actes authentiques.

Mais les documents tout à fait positifs nous arrivent avec le seizième siècle.

En 1564, un acte passé devant les Stettmeister de Molsheim constate la vente du BAIN situé dans la banlieue de Wolxheim et dans la vallée de Soultz, au bord de la Mossig, appelé SULZBAD. Ce document désigne l'évêque de Strasbourg comme seigneur suzerain (*Grund- und Oberherr*)[1].

En 1571, ETSCHENREUTTER[2] le cite dans ses écrits, l'assimilant, bien à tort du reste, au bain de la Hub, dans le grand-duché de Bade.

En 1588, WECKER copie cette mention dans son ouvrage[3].

En 1669 (1er nov.), l'évêque de Strasbourg François-Egon de Fürstenberg, considérant l'état de délâbrement de l'établissement, le concède, avec l'agrément du grand-chapitre, par un bail emphytéotique à son conseiller et greffier général Georges Meyerhoffer et à son épouse Catherine Kœnig, ainsi qu'à leurs descendants, à la condition de le rebâtir à neuf, de payer un droit annuel de quatre livres Pfennig ou huit florins à la recette de Dachstein, et à l'évêque un droit de six schellings par mesure de vin débitée[4].

A partir du dix-huitième siècle et jusqu'à nos jours, la

---

[1] Documents MS. parmi les titres de propriété.

[2] *Aller heilsamen Bæder und Brunnen Natur, Krafft, Tugend und Wirkung, so in Teütschland bekandt und erfahren.* — Strasbourg 1571, p. 42.

[3] *Antidotarium speciale a* J. J. WECKERO. Bâle 1588, lib. I, p. 9.

[4] Documents MS. parmi les titres de propriété.

source de Soultz occupe un grand nombre d'écrivains, qui tous se montrent émerveillés de ses vertus. Nous citons leurs noms et les titres de leurs écrits par ordre chronologique :

1571. ETSCHENREUTTER, *Aller heilsamen Bæder und Brunnen Natur*, etc.

1588. J. J. WECKER, *Antidotarium speciale.*

1726. J. J. SCHURER, *Dissert. inauguralis de balneo Sulzensi*, etc.

1769. F. A. GUÉRIN, *Dissert. inauguralis de fontibus medicatis Alsatiæ*, etc., p. 30.

1778. FOURCY, *Analyse des eaux minérales de Soultzbad-les-Carrières.*

1785. CARRÈRE, *Catalogue raisonné des ouvrages qui ont été publiés sur les eaux minérales en général, et sur celles de la France en particulier*, p. 110.

CARRÈRE, *Dictionnaire des sciences médicales*, l. III, p. 407.

1806. GRAFFENAUER, *Minéralogie alsacienne.*

GERBOIN, *Analyse chimique des eaux minérales de Soultzbad dans le département du Bas-Rhin.*

1811. BOUILLON-LAGRANGE, *Essai sur les eaux minérales, naturelles et artificielles*, p. 270.

1825. TINCHANT, *Notice sur les eaux minérales de Soultz* (Bas-Rhin).

1828. BERTHIER, *Analyse de l'eau minérale de Soultz-les-Bains*; dans *Annales des mines*, 3e série, t. V, p. 531.

VOLTZ, *Notice sur la source minérale de Soultz-les-Bains*; dans les *Mémoires de la Société du musée d'histoire naturelle de Strasbourg*, vol. I, l. 2; variétés, p. 11.

Ces deux auteurs occupaient le poste d'ingénieur en chef des mines du département du Bas-Rhin.

1834. MÉRAT et DE LENS, *Dictionnaire universel de matière médicale et de thérapeutique générale*, t. VI, p. 603.

1844. KIRSCHLEGER, *Notice sur les eaux minérales de Soultz-les-Bains près Molsheim, et analyse nouvelle de ces eaux*, par M. E. KOPP, dans la *Gazette médicale de Strasbourg*, 4e année, no 5.

1845. G. TOURDES, *Notice sur les eaux minérales de l'Alsace et des Vosges;* dans la *Gazette médicale de Strasbourg*, 5e année, no 6.

1846. STOLTZ, dans la *Gazette médicale de Strasbourg*, 6e année, no 5.

RISTELHUEBER, *Courrier du Bas-Rhin*, 28 mai.

1851. EISSEN, *Gazette médicale de Strasbourg*, 11e année, no 5.

1852. DAUBRÉE, ingénieur au corps des mines, doyen de la faculté des sciences de Strasbourg, etc., *Description géologique et minéralogique du département du Bas-Rhin.*

EISSEN, *Gazette médicale de Strasbourg*, 12e année, no 7.

Aujourd'hui, avec l'analyse faite en 1844 par MM. PERSOZ et KOPP, la science moderne nous a donné la clef des vertus de la source de Soultz, vertus vantées depuis si longtemps et par tant d'observateurs. Cette analyse nous a révélé les proportions d'iodures et de bromures entrant dans la composition de ces eaux, et les progrès de la science médicale contemporaine nous ont enseigné les puissantes propriétés de ces agents thérapeutiques.

Un avenir nouveau s'ouvre donc pour cette fontaine, car le public médical français apprendra avec satisfaction qu'il est dispensé, désormais, de rechercher les précieuses qualités des eaux *chloro-iodo-bromées* au delà des frontières de l'empire.

CHAPITRE II.

TOPOGRAPHIE ET DESCRIPTION DE L'ÉTABLISSEMENT ET DE LA SOURCE DE SOULTZBAD.

Le *Soultzbad* (dénomination locale empruntée à la langue allemande et qui signifie *Bain de Soultz*) est situé dans la banlieue du village de Wolxheim, canton de Molsheim, arrondissement de Strasbourg, département du Bas-Rhin. Il est éloigné de Wolxheim d'un kilomètre, de Molsheim de 3 kilomètres, de Strasbourg de 20 kilomètres, et de 200 mètres du village qui porte le nom de *Soultz-les-Bains.*

Comme il y a dans les deux départements du Rhin plusieurs localités portant le nom de *Soultz* ou ses composés, comme *Soultz-sous-Forêts*, *Soultz*, *Soultzmatt et Soultzbach* (Haut-Rhin), et que les deux dernières possèdent également des sources minérales, mais d'une nature très-différente, il serait bon de conserver au bain de Soultz sa dénomination originaire de *Soultzbad*[1]. Nous nous servirons, dans le cours de ces lignes, de cette dernière ou de sa traduction française, *bain de Soultz.*

Le bain de Soultz ne se trouve pas, comme tant d'autres sources minérales, au fond d'une vallée profonde et sauvage, surplombée de tous côtés par des rochers menaçants et des montagnes abruptes. Là, point de sombre gorge à traverser, point de précipice à cotoyer. Une magnifique

[1] Les visiteurs de l'établissement surtout feront bien d'adopter cette dénomination pour les lettres qu'ils se font adresser, en ayant soin d'ajouter au nom de *Soultzbad* les mots *près Molsheim* (Bas-Rhin). Ils éviteront de cette manière toute fausse direction et tout retard de leur correspondance.

route de 20 kilomètres, toute bordée d'arbres, y conduit de Strasbourg, et présente déjà sur la hauteur d'Ergersheim un des plus beaux panoramas que l'Alsace ait à offrir au touriste émerveillé. Arrivé là, le voyageur voit s'ouvrir devant lui, pour ainsi dire à ses pieds, l'entrée de la vallée de la Bruche, la ville de Molsheim avec ses clochers et ses tours, et la montagne Sainte-Odile, couronnée de son couvent douze fois séculaire, au dernier plan. Plus à gauche, se déroulent devant lui, vers le midi, les fertiles plaines qui s'étendent vers Schléstadt.

Le bain ne se trouve donc pas dans ce qu'on appelle une situation romantique et sauvage. Il est situé dans un riant vallon, complétement abrité des vents du nord par un coteau très-élevé, au milieu du vignoble de Wolxheim, fort renommé en Alsace par la suavité et surtout par la salubrité de ses produits. Cet entourage du vignoble exhale, dans la dernière quinzaine de juin et dans les premiers jours de juillet, quand la vigne est en fleurs, un parfum incomparable qui embaume l'atmosphère.

Par cette disposition des lieux, son climat est rendu très-doux, très-égal et, par conséquent, très-salubre; il jouit d'une moyenne de température constamment supérieure à celle de tous les bains environnants, ce qui est prouvé par la précocité de la végétation du bassin où il est situé[1].

L'horizon est borné au nord et au midi par des coteaux élevés et fertiles; mais à l'est et à l'ouest il est très-étendu. Ce dernier côté offre surtout des points de vue fort agréables.

Les nombreux vignobles qui entourent cet établissement

---

[1] *Aer hujus tractus purus, salubris et optime motus existit.* GUÉRIN, *op. cit.*, p. 31.

ne laissent pas que de donner à ses environs immédiats une certaine monotonie. Mais les trésors que la nature a prodigués dans son rayon le plus rapproché se révéleront sans peine et sans fatigue à tous ceux qui ont la bonne volonté de les chercher. Aussi ne pouvons-nous nous empêcher de répéter ici les paroles si frappantes de vérité de M. le professeur KIRSCHLEGER[1] : « Ce qui rend d'ailleurs « les environs de Soultz peu pittoresques, c'est l'abondance « des vignes.... Mais traversez ces vignes, montez sur les « collines au-dessus des carrières, et certes jamais plus « beau pays se sera déroulé sous vos yeux, soit que vous « portiez vos regards vers le nord, vers l'est, l'ouest ou le « midi. »

Le bâtiment qui renferme les logements et les bains est un carré long avec deux ailes en retour. Les deux grands côtés sont tournés, l'un vers l'orient, l'autre vers l'occident. Les logements se trouvent tous au premier étage, la grande majorité ayant vue sur l'est et sur l'ouest, un petit nombre sur le midi et le nord.

Les cabinets de bain, situés au rez-de-chaussée, sont spacieux et propres. Un appareil à douches fonctionnant fort bien et une étuve pour les bains de vapeur complètent le service médical. Il est juste de mentionner ici qu'un ventouseur pour les hommes et une ventouseuse pour les femmes augmentent les ressources thérapeutiques mises à la disposition des baigneurs. Les campagnards des environs font un fréquent usage de cette manière de diminuer la masse du sang au moyen des ventouses scarifiées. On trouvera de plus amples renseignements sur cette coutume dans la partie médicale de cet écrit[2].

---

[1] *Op. cit.*, p. 8.

[2] Voy. chap. V, p. 49.

L'établissement contient, outre les logements des visiteurs, une belle salle à manger, une salle de billard et une fort agréable salle de réunion, où une cheminée patriarcale peut consoler les baigneurs contrariés par quelque refroidissement subit de l'atmosphère ou pendant les jours de pluie. C'est là un agrément et, de plus, une précaution hygiénique très-recommandable que n'offre aucun des nombreux établissements de bain de la vallée rhénane. Un certain nombre de logements possède également des cheminées, d'autres peuvent se chauffer au moyen de poêles; mais il est très-rare que l'on se voie obligé de recourir à ces moyens de calorification. Cela peut cependant arriver dans les années signalées par de nombreux orages.

La cour, très-spacieuse, est bordée, comme nous l'avons dit, de trois côtés par le bâtiment principal. Le quatrième est occupé par le logement du propriétaire et par des bâtiments de service. Elle a une entrée au nord, donnant sur la route de Wolxheim à Soultz-les-Bains, et une autre au midi, qui conduit, par un pont jeté sur la Mossig et par une allée de tilleuls, sur la route départementale de Saverne à Molsheim, Barr et Schléstadt.

L'établissement est entouré, à l'est, au midi et à l'ouest, de belles plantations. Une vaste pelouse s'étend à l'ouest. De frais bosquets, de tranquilles cabinets de verdure offrent d'agréables retraites pendant les chaleurs du jour. Le côté du midi est baigné par la Mossig, petite rivière qui prend sa source dans la montagne du Schnéeberg, près d'Engenthal, arrose Wasselonne, Kirchheim et Soultz, et alimente de son eau le canal de la Bruche, construit par Vauban. Le point de départ de ce canal se trouve à côté de l'établissement.

Le bain de Soultz présente en outre un avantage essentiel sur le plus grand nombre d'établissements de son genre, c'est la grande latitude que donne son climat si salubre, d'y venir de très-bonne heure et d'y rester fort tard. L'établissement s'ouvre le 1er mai et se ferme le 30 septembre, quelquefois même en octobre, c'est-à-dire qu'il ouvre quand un grand nombre de bains sont encore enfouis dans la neige, et qu'il ferme un mois plus tard que ne le permettent ailleurs les rigueurs de l'atmosphère[1]. Cette circonstance donne la plus grande facilité de faire la même année, et après un repos plus ou moins prolongé, une double saison lorsque l'opiniâtreté de la maladie l'exige. On peut mettre, au besoin, un intervalle de trois mois entre les deux cures, retourner à ses affaires ou à ses habitudes après la première, et revenir au mois de septembre, un des plus beaux mois en Alsace, comme chacun le sait.

La source se trouve à peu près au centre du bâtiment principal. Elle est recueillie dans un bassin circulaire formé de gros madriers en bois de pin, profond de près de 4 mètres, au-dessus duquel est une margelle oblongue en pierres de taille. Le déversoir est à 3 mètres au-dessus du fond du bassin, et à 1m,40 au-dessus du niveau ordinaire de la Mossig, qui coule à 60 mètres de distance. Par suite de l'exhaussement du dallage qui entoure l'orifice du bassin de la source, le niveau de celle-ci se trouve en contre-bas de ce dallage d'à peu près 40 centimètres. On a, par conséquent, installé une pompe pour amener l'eau minérale à une hauteur moins incommode pour les buveurs. Il en est résulté l'avantage de pouvoir recouvrir entièrement le bassin et d'éviter surtout la chute fréquente

[1] ETSCHENREUTTER donnait même la préférence au mois de mai pour l'usage de ce bain : « *Sein bester brauch im Maien....* » *Op. cit.*, p. 42.

des vases qui échappaient aux mains des buveurs, et finissaient par encombrer le fond du bassin.

Une deuxième pompe, placée dans un autre local, alimente la chaudière et le réservoir des bains.

Le débit de la source est assez abondant pour fournir sans difficulté de 150 à 200 bains par jour.

« La source elle-même jaillit des couches inférieures du « grès bigarré qui se lient au grès des Vosges, dit M. DAU- « BRÉE[1]. Ainsi que l'a déjà fait remarquer M. VOLTZ[2], cette « position est remarquable; en effet, Soultz-les-Bains est « à 4 kilomètres au nord-nord-est de Mutzig et à 6 kilo- « mètres au sud-sud-est du Kronthal, localités dans cha- « cune desquelles le grès des Vosges a été soulevé au mi- « lieu des couches du trias. Le grès bigarré de Soultz-les- « Bains est lui-même à un niveau bien supérieur au keu- « per (marne irisée) qui est situé à moins de 2 kilomètres « de la source vers l'ouest, ce qui décèle aussi un soulè- « vement dont Soultz occupe le centre, et qui présente de « l'analogie avec ceux de Mutzig et du Kronthal. Ajoutons « que des failles traversent les couches de trias, et que « les couches jurassiques sont fortement inclinées dans le « voisinage. Parmi les sources salines qui sortent du grès « bigarré, on peut citer celles de Kissingen, dans la vallée « de Munster, d'Orbe près Saalmünster, de Hombourg, de « Budingen, de Nauheim près Hanau[3].

« Les sources minérales de Soultz et de Niederbronn, « qui ont de l'analogie par leur salure, sortent l'une et « l'autre du grès bigarré; d'ailleurs, elles ont des tempé- « ratures très-voisines qui excèdent de 6 à 7 degrés centi- « grades celles des sources ordinaires. Ces sources pa-

---

[1] *Op. cit.*, p. 369.

[2] Mémoire cité, t. Ier, livr. 2.

[3] La plupart de ces sources ont une grande analogie avec celle de Soultz.

« raissent donc se ressembler aussi par leur origine. Il « n'est pas improbable que les roches où elles prennent « leur salure se trouvent vers la base du grès des Vosges. « S'il en est ainsi, le terrain pénéen serait salifère en Al« sace, comme il l'est dans diverses régions du nord de « l'Allemagne. »

L'eau est claire et transparente, peu gazeuse, d'une saveur fortement salée, très-légèrement alcaline; elle ramène lentement au bleu le papier de tournesol rougi; concentrée, elle laisse peu à peu déposer une poudre blanche formée principalement de chaux et de magnésie; évaporée fortement, il se dépose du sulfate de chaux, et on obtient finalement une abondante cristallisation de sel marin, dans laquelle on distingue de petits cristaux brillants de sulfate sodique.

Sa densité est à celle de l'eau distillée comme 1,0034 : 1.

La température constante, tant en été qu'en hiver, est de 12°,5 R.

Un litre d'eau contient, d'après la dernière analyse faite en 1844 par MM. Persoz[1] et Kopp[2]:

	gramm.
Acide carbonique libre	0,036
Bicarbonate de chaux	0,431
Sulfate de chaux	0,278
Sulfate de soude	0,267
Sulfate de magnésie	0,200
Chlorure sodique	3,189
Bromure potassique	0,009
Iodure potassique	0,003
Silice	0,004
	4,417

[1] Aujourd'hui professeur de chimie à l'école industrielle de Paris.
[2] Alors préparateur de chimie à la faculté des sciences de Strasbourg.

Traces d'acide phosphorique, d'oxyde de fer et de matière organique.

La source laisse échapper incessamment des bulles de gaz qui, recueillies, ont fourni sur 100 volumes :

Acide carbonique	3
Azote	97
Traces de carbure hydrique	»
	100

Cette composition place, comme on voit, la source de Soultzbad sans aucune contestation dans la classe si active et si peu représentée en France des sources *chloro-iodo-bromées*.

CHAPITRE III.

CLASSIFICATION ET APPRÉCIATION COMPARATIVE DE LA SOURCE DE SOULTZ.

En suivant la classification adoptée par le docteur CONSTANTIN JAMES[1], la source de Soultzbad se trouverait rangée dans la classe des *sources muriatiques* (la Ve dans l'ouvrage de cet auteur), avec la source de Kreuznach, la source type de cette catégorie.

Cette classification pourtant ne nous satisfait point. En effet, en rangeant les sources comme celles de Kreuznach (et par conséquent aussi celle de Soultzbad, si elle la mentionnait) parmi les sources muriatiques, elle néglige de tenir compte de leurs principes minéralisateurs les plus importants, nous voulons parler des iodures et des bromures, qui, à Kreuznach comme à Soultz, jouent peut-

[1] *Guide pratique aux principales eaux minérales de France, de Belgique, d'Allemagne, de Suisse, de Savoie et d'Italie*, etc. — Paris 1851.

être le principal rôle dans l'efficacité thérapeutique de leurs eaux minérales.

L'ouvrage de M. CONST. JAMES contient, il est vrai, une VIe classe, celle des eaux *bromo-iodurées*, désignation déjà plus rapprochée de la nature des eaux qui nous occupent. Mais il n'y a pas d'eaux simplement bromo-iodurées dans la nature. La dénomination est par conséquent incomplète. Les bromures et les iodures ne se rencontrent que mêlés à des proportions plus ou moins considérables de chlorure sodique, dont ils sont inséparables. Il est donc indispensable de tenir compte, dans la dénomination, de ce principe ordinairement très-abondant, et c'est ce qui nous a amené à donner la préférence aux classifications et aux dénominations adoptées par M. FONTAN[1], qui nous semblent plus conformes à l'état actuel de la science hydrologique. Cet écrivain, en donnant à la classe qui renferme les eaux de Kreuznach et par conséquent de Soultzbad (qu'il ne paraît pas connaître) le nom d'eaux *chloro-iodo-bromées*, rappelle en même temps le chlorure sodique, principe le plus abondant, et les bromures et les iodures, principes très-précieux et très-actifs.

La source de Soultz n'est pas la plus minéralisée de cette classe; elle est plus ou moins primée, pour ses proportions d'iodures et de bromures, par l'eau d'Adélaïde, par l'eau de Kreuznach, par l'eau de Wildegg, par la source Rakoczy de Kissingen, par l'eau de Krankenheil en Bavière.

Faudrait-il, pour cela, conclure qu'elle est moins active, et que les résultats que l'on peut espérer de son usage doivent rester bien loin derrière ceux que l'on obtiendrait en employant les sources ci-dessus énumérées? Ce serait

[1] *Recherches sur les eaux minérales des Pyrénées, de l'Allemagne, de la Belgique, de la Suisse et de la Savoie.* — Paris 1853.

là une conjecture très-erronée et qui est réfutée victorieusement par l'état actuel de la science hydrologique et par les résultats brillants obtenus à Soultzbad. On sait parfaitement aujourd'hui que ce ne sont pas toujours les sources les plus fortement minéralisées qui comptent les succès les plus marquants, et puis que, d'un autre côté, un grand nombre d'affections peuvent trouver leur remède là où elles rencontreront des proportions plus faibles de principes minéralisateurs, par la raison que des proportions plus fortes n'auraient pas été supportées.

D'ailleurs, si les différentes sources que nous venons d'énumérer sont plus riches en bromures et en iodures, il leur manque en revanche d'autres principes qui se trouvent à Soultz, ou bien elles en contiennent qui pourraient contrarier les effets que l'on se propose d'obtenir de cette source, et dont l'absence dans celle-ci lui fait précisément obtenir la préférence du médecin.

La source de Soultz possède jusqu'ici le rare privilége d'être la seule en France de sa classe qui soit exploitée. Les deux auteurs les plus modernes, MM. JAMES et FONTAN, ne la connaissent pas, tout en attachant une grande importance aux eaux de cette catégorie. M. JAMES dit formellement que nous n'avons pas en France de sources contenant une assez notable proportion de brome et d'iode pour être rangées dans cette classe, et puis il ajoute : « Tout le monde sait l'immense parti que la médecine tire « aujourd'hui des préparations d'iode, surtout dans les « affections scrofuleuses et syphilitiques. Aussi serait-il à « désirer que les eaux qui tiennent ce principe en disso- « lution fussent mieux connues et plus fréquemment em- « ployées[1]. »

[1] *Op. cit.*, p. 83.

M. Fontan, de son côté, s'exprime ainsi en parlant de Kreuznach : « Il serait à désirer que l'on pût trouver en « France, où la découverte du brome et de l'iode a été « faite, des sources analogues. Peut-être en rencontrerait-« on dans les salines de l'est ou dans les environs de Salies en « Béarn. On devrait faire faire des recherches dans ce but[1]. »

Ces deux passages démontrent suffisamment le prix attaché par la science médicale à de pareilles eaux, et l'avantage que la thérapeutique en peut retirer dans les pays où elles sont à la portée du public.

Eh bien ! les vœux formulés par les deux auteurs spécialistes se trouvent réalisés, et l'arrondissement de Strasbourg peut mettre à la disposition du public médical et des malades une de ces sources si précieuses et si rares, si efficaces dans de nombreux cas où l'emploi de tant d'autres sources, jouissant d'une renommée cosmopolite, reste sans résultat. La grande fréquentation dont, à différentes époques, Soultzbad a joui, s'explique par là. C'est une source qui n'a plus besoin de faire ses preuves, car elles sont faites. Seulement la science sait aujourd'hui nous rendre un compte satisfaisant de la cause de ces succès.

Mais, malgré les précieuses révélations de la chimie, il serait peu médical, peu conforme avec nos connaissances actuelles en hydrologie, de vouloir insister de préférence sur tel ou tel principe d'une eau minérale. Tout médecin, tout laïque même, pour peu qu'il ait quelques notions scientifiques, sait aujourd'hui qu'une eau minérale est un composé homogène fourni par la nature, dont les vertus ne dépendent pas de tel ou de tel de ses principes constituants, mais bien de l'ensemble, de la combinaison

[1] *Op. cit.*, p. 235.

de l'action et de la réaction des différents principes et de leurs proportions, combinaison que, sauf de très-rares exceptions, aucun laboratoire n'a pu encore fournir d'une manière identique et équivalente, combinaison dont jusqu'ici ni les réactifs de nos chimistes ni les microscopes de nos opticiens n'ont su pénétrer tous les mystères. « Les eaux minérales sont un tout indivisible, *une thériaque formée par la nature*, qu'on ne peut séparer, « même par la pensée[1]. »

Cette vérité pourtant ne doit pas nous laisser indifférents à connaître la composition d'une source, et, quoique CHAPTAL ait dit avec beaucoup de raison : « En analysant les eaux minérales, on dissèque leur cadavre, » il n'en est pas moins de la dernière importance de posséder une bonne analyse d'une eau, pour pouvoir l'employer avec discernement et surtout avec succès. Seulement il faut se garder de vouloir juger *à priori* de l'efficacité plus ou moins grande d'une source, d'après les proportions dans lesquelles s'y trouvent les divers principes minéralisateurs.

Le principe prédominant dans la source de Soultz, comme de toutes les sources chloro-iodo-bromées, est donc le chlorure de sodium (3gr,189 par litre). C'est l'élément le plus nécessaire à la digestion; il est pour cette fonction ce que l'oxygène est pour la respiration. Après lui vient le bicarbonate de chaux (0,431), puis le sulfate de chaux (0,278), puis le sulfate de soude (0,267), et enfin le sulfate de magnésie (0,200). Le bromure de potassium y est contenu dans la proportion de 9 milligr. par litre, et l'iodure de potassium de 3 milligr.[2] Il s'y trouve

---

[1] FONTAN, *op. cit.*, p. 373.

[2] ....« Les éléments de l'iode et du brome, bien que proportionnellement aux autres en quantité minime, n'en sont pas moins de tous « les plus efficaces. » Dr A. BALLING, *Notice sur les sources minérales de Kissingen*. Francfort s/M 1846.

en outre 4 milligr. de silice. Mais les bromures et les iodures étant des principes très-actifs, lorsqu'ils se trouvent en des proportions plus fortes, peuvent modifier les qualités d'une eau minérale au point de la rendre tout à fait impropre aux usages auxquels servira avec beaucoup d'avantage une autre eau de la même classe, mais plus faible. C'est ainsi que M. JAMES[1] dit avec beaucoup de raison, en comparant la source de Baden-Baden, plus faible, à la source plus forte de Wiesbaden : « Certains rhumatismes pour lesquels les eaux de Wiesbaden auraient été « trop actives, pourront trouver à Bade de notables soulagements. Il en sera de même de quelques affections goutteuses. »

En général, comme nous l'avons dit plus haut, la plus ou moins grande quantité de principes fixes ne peut pas donner *à priori* une idée exacte de la valeur d'une source. Les exemples ne nous manquent pas dans nos environs qui confirment cette proposition. Ainsi, personne ne niera l'extrême activité des eaux de Baden-Baden en bien et en mal, selon qu'elles sont employées avec plus ou moins de discernement. Chaque année, ces eaux enregistrent de belles et surprenantes guérisons, obtenues par leur emploi rationnel; chaque année aussi, elles sont témoins d'accidents plus ou moins graves, parmi lesquels surtout les congestions cérébrales, voire même les accidents apoplectiformes, provoqués par leur usage inconsidéré et intempestif.

Et pourtant la source de Baden-Baden compte, sous le rapport de ses principes minéralisateurs, parmi une des plus insignifiantes. Elle ne contient que 2gr,70 de sel par litre. M. C. JAMES dit d'elle : « En résumé, les eaux miné-

---

[1] *Op. cit.*, p. 337.

« rales de Bade m'ont paru être des eaux fort complai- « santes, dont les vertus sont un peu ce qu'on désire « qu'elles soient. » M. FONTAN[1] est encore plus sévère, car il s'exprime ainsi : « Si la nature, que les mains de « l'homme ont beaucoup aidée, a considérablement fait « pour Bade, sous le rapport du site et du paysage, elle « n'a pas été aussi prodigue sous le rapport de la nature « des eaux, car ce sont à peu près les moins remarquables « des bords du Rhin. » Il hasarde même, à l'égard de cet endroit privilégié, une espèce de prédiction que nous ne pouvons pas nous empêcher de mentionner, quoiqu'elle ne paraisse pas encore bien près de se réaliser[2]. « On vient à « Bade, dit-il, plus pour se distraire que pour se guérir. « Je crains cependant que, sous ce point de vue, il ne « perde même bientôt ; car il viendra une époque où les « personnes honorables craindront de le fréquenter, s'il « continue à se constituer comme un vaste tripot où les « fortunes vont s'engloutir. » BOUILLON-LAGRANGE, autre auteur d'hydrologie[3], mais plus ancien que les deux précités, va encore plus loin, car cet écrivain consciencieux, qui, en parlant du département du Bas-Rhin, décrit les sources de Soultz, de Châtenois et même d'Avenheim près de Stützheim, passe complétement sous silence les eaux de Baden.

Autre exemple : Plombières jouit à bon droit d'une ré-

---

[1] *Op. cit.*, p. 258.

[2] « Baden... séjour plus célèbre par les jeux et les plaisirs que par « les vertus curatives de ses eaux, bienheureux prétexte d'une vogue « aujourd'hui inouïe... Il est certain que ces eaux, peu chargées de sels, « ne seraient pas à conseiller dans les affections bien graves. » *La vie des eaux*, par FÉLIX MORNAND. Paris 1856.

[3] *Essai sur les eaux minérales, naturelles et artificielles, par le* Dr BOUILLON-LAGRANGE. — Paris 1811.

putation européenne depuis des siècles. Ses sources, comme celles de Bade, ont déjà été exploitées par les Romains. Mais « les eaux de Plombières sont très-peu minéralisées. Cependant cette minéralisation, quelque faible « qu'elle soit, réagit sur nos organes et les stimule; le « premier effet des bains de Plombières, pris à une température moyenne, est de produire une stimulation marquée de tout l'organisme[1]. »

Ces exemples, auxquels nous en pourrions ajouter un nombre infini d'autres, nous semblent prouver jusqu'à l'évidence que les proportions plus ou moins grandes des principes minéralisateurs ne sont pas une garantie absolue de l'efficacité plus ou moins grande d'une source, et réfuter ainsi une fois pour toutes les objections que l'on pourrait faire à l'efficacité de la source de Soultz et que l'on voudrait baser sur les proportions relativement moindres de ses principes fixes, comparés à ceux de Wildegg ou d'autres sources situées bien loin de nos contrées[2].

Nous pourrions donc être entièrement rassuré, même théoriquement, sur les proportions minéralisantes de la source de Soultz, quand même l'expérience séculaire ne serait pas là pour démontrer ses vertus. Mais, en consultant les traditions populaires, les divers écrits qui ont été publiés, et surtout en nous en rapportant à notre propre

---

[1] Fontan, *op. cit.*, p. 202 et 203.

[2] ... « Elles n'en contiennent pas moins des quantités de bromure et « d'iodure suffisantes pour manifester toute la puissance de ces pré« cieux médicaments. C'est à des maladies chroniques qu'ils s'adressent; « c'est lentement et graduellement qu'ils modifient l'organisme; un « usage habituel et prolongé est une condition de succès plus impor« tante encore que l'élévation de la dose que l'on peut prendre en une « fois. » G. Tourdes, *Gazette médicale de Strasbourg*, Ve année, no 4, p. 185.

expérience, à ce que nous avons vu et touché, et, ce qui plus est, à ce que nous avons éprouvé et expérimenté sur nous-même, nous y trouvons tous les éléments de la conviction la plus ferme, et nous n'hésitons pas à proclamer que la source de Soultz est une source précieuse, souvent miraculeusement efficace, et qu'elle mérite à bon droit l'attention que de tous les temps les médecins lui ont vouée, et surtout qu'elle mérite de ne pas être perdue de vue par les praticiens de nos environs, auxquels elle offre l'occasion d'éviter à un certain nombre de leurs malades les embarras et les sacrifices de voyages lointains.

CHAPITRE IV.

PATHOLOGIE OU ÉNUMÉRATION DES AFFECTIONS QUI PEUVENT ÊTRE TRAITÉES ET GUÉRIES A SOULTZ.

La nature chloro-iodo-bromée des eaux de Soultz nous indique d'avance que le cadre des affections qui en peuvent obtenir leur guérison est très-considérable.

Toutefois et avant d'aller plus loin, nous croyons devoir faire remarquer ici, que, sauf un très-petit nombre d'exceptions, il faut renoncer à leur emploi dans les affections aiguës et dans les formes aiguës de la plupart des affections chroniques.

Ce sont donc les maladies chroniques proprement dites qui, ici comme à toutes les sources thermales et minérales, composent à peu près exclusivement la série des maux qui y peuvent être guéris ou soulagés.

SCHURER[1] déjà en a donné une liste assez considérable, que nous ne reproduirons point. Nous préférons diviser

---

[1] *Op. cit.*, p. 23.

les affections en quelques groupes principaux, d'après la dyscrasie dont elles tirent leur origine, suivant en cela le système proposé par M. Fontan[1] et énumérant d'après lui les physionomies multiples et variées que les différentes dyscrasies savent revêtir dès qu'elles deviennent la source des trop nombreuses maladies chroniques.

Nous aurons ainsi l'occasion d'énumérer ou de discuter dans chaque catégorie les indications et les contre-indications de la source de Soultz, et nous aurons lieu très-souvent de reconnaître, à cent trente ans de distance, combien était juste, malgré son langage aujourd'hui suranné, le jugement qu'en portait déjà Schurer en 1726, lorsqu'il dit[2]: « Par ses molécules légèrement alcalines et « sulfuriques elle peut, non-seulement pénétrer et absor-« ber l'acide morbifique logé dans notre corps, mais en-« core détruire par sa vertu résolutive et apéritive les « divers dépôts de matières coagulées. »

La plupart des maladies chroniques qui sont traitées avec avantage aux eaux minérales en général, peuvent se rapporter aux causes ou états suivants:

1° « Le *rhumatisme* simple ou compliqué de goutte, qui « peut exister à l'état latent, ou en action, se portant à « l'extérieur sur les membres ou la colonne vertébrale, ou « à l'intérieur sur les viscères et pouvant produire dans le « premier des tumeurs blanches, des hydrarthroses, des « arthrites, des paralysies, principalement des paraplé-« gies, des névroses, ou des névralgies; quelques variétés « de folie, s'il se porte sur les membranes internes du

[1] *Op. cit.*, p. 262 et suiv.

[2] « . . . . *particulis suis blande alcalino-sulphureis non tantum « acidum præternaturale, in corpore hospitans, imbibere et absor-« bere, sed et varia corporis nostri coagula vi sua resolvente et « aperiente destruere potest.* » *Op. cit.*, p. 21.

« crâne, ou sur le cerveau lui-même; des gastralgies et « des entérites chroniques; des métrites et des vaginites, « qui se manifestent quelquefois subitement[1]. »

Toutes les variétés de ce groupe, sauf celle de folie, trop difficile à ramener avec certitude à une cause rhumatismale, seront traitées avec un éclatant succès à la source de Soultz. Mais il ne faut point oublier que les gastralgies et les entéralgies chroniques causées par le vice rhumatismal, tout en retirant le plus grand avantage des bains et du climat de Soultz, ne sauraient supporter l'administration interne de son eau. C'est dans cette classe qu'elle compte ses plus nombreux, ses plus constants, ses plus surprenants triomphes, c'est elle qui, avec celle des dermatoses, a probablement fondé sa réputation. Aussi tous les auteurs qui se sont occupés de cette fontaine, sont-ils unanimes à proclamer son efficacité dans ce genre de maladies. « Son efficacité est surtout admirable dans « les maladies de peau et dans les affections arthritiques, « et plus ces affections sont fréquentes, plus aussi les « malades qui en souffrent viennent visiter, chaque année, « notre bain en bien plus grand nombre que d'autres « malades, » dit SCHURER[2].

Les rhumatismes musculaires invétérés, les roideurs des membres, les dépôts de matière arthritique, les articulations ankylosées, les lombagos indéracinables, et surtout la disposition de contracter fréquemment cette forme si douloureuse et si incommode du mal rhumatismal, disparaissent pendant l'usage combiné interne et externe

---

[1] FONTAN, *op. cit.*, p. 363.

[2] *Imprimis autem admiranda est ejus in scabie ac morbis arthriticis efficacia, et quo frequentiores sunt hi affectus, eo plures etiam iis laborantes balneum nostrum præ aliis ægrotis quotannis visitare solent. Op. cit.*, p. 23.

de l'eau minérale, sans exiger souvent plus de temps que les vingt et un jours traditionnels, consacrés ordinairement à un traitement balnéaire. Ici encore nous ne pouvons nous empêcher de citer le langage si expressif de SCHURER : « Quant aux douleurs arthritiques, dit-il, non-« seulement peut-on voir dans la chapelle de Saint-Amand, « qui se trouve là, beaucoup de béquilles et d'images de « bras et de jambes que des malades guéris dans ce bain « y ont apporté, mais encore chaque année on y voit « plusieurs arthritiques heureusement délivrés de leurs « douleurs cruelles et désastreuses, au point que ceux qui, « d'abord, ne pouvaient ni marcher ni se tenir debout, « souvent après trois ou quatre semaines de l'usage du « bain, et ayant recouvré l'usage de leurs membres et la « facilité de marcher, peuvent danser, et se répandent en « éloges sur ses vertus exquises[1]. »

Quoique nous nous soyons fait une loi, dans le présent écrit, d'être sobre d'observations, qui trop souvent fatiguent la patience du lecteur, sans prouver toujours ce que leur auteur voulait rendre bien évident, nous ne pouvons nous empêcher d'en placer deux ici : la première, parce qu'elle a été le principal motif qui a inspiré ces lignes, en tant qu'elle nous concerne personnellement, et

---

[1] « *Quod arthriticos concernit dolores, non tantum in proxima* « *illa Sancti-Amandi capella multa instrumenta subalaria, et* « *bracchiorum atque pedum imagines, ab ægris in hoc balneo cu-* « *ratis, delatæ videntur, sed singulis etiam annis plures arthriticis* « *ab immanibus suis ac molestis doloribus felicissime liberari conspi-* « *ciuntur, adeo ut, qui in principio neque incedere, neque stare* « *poterant, post balnei hujus, per tres vel quatuor septimanas usum,* « *membrorum levitate et commodo incedendi facultate recuperata* « *sæpius saltantes, egregias ejus virtutes abunde loquantur.* » *Op. cit.*, p. 24.

qu'elle est destinée à payer une dette de reconnaissance contractée envers la source de Soultz; la seconde, parce qu'elle relate la plus récente des guérisons si remarquables qu'ait à enregistrer annuellement cette antique fontaine.

OBSERVATION Ire. — *Lumbago opiniâtre revenant pendant plus de vingt ans une ou plusieurs fois par an, à la suite du moindre refroidissement.* (Observation faite sur l'auteur lui-même.)

C'était en 1854, j'avais alors quarante-neuf ans, une bonne constitution, tempérament bilioso-sanguin, et me trouvais exempt de toute autre espèce d'indisposition depuis plus de vingt-cinq ans. Parents et grands-parents avaient tous joui d'une bonne santé, et il me faut remonter jusqu'à l'un des grands-pères de ma mère, pour trouver un goutteux dans ma famille.

En 1833 et années suivantes, j'avais commencé à être affecté, de temps en temps, de lumbagos violents, éclatant subitement, et ne cédant qu'au repos prolongé, puis aux applications de ventouses scarifiées, et finalement aux bains d'air chaud dans une étuve sèche. Ces inconvénients continuèrent à me tourmenter jusqu'à l'année 1845, où je fis un séjour à Bade et où j'employai des douches sur la région lombaire. Ce traitement me valut une trêve de près de deux ans. Mais à partir du mois de juillet 1847, il ne se passa pas six mois sans que je fusse en proie à une nouvelle attaque. Les attaques me prenaient après le plus léger refroidissement, surtout quand la fraîcheur de l'atmosphère se combinait avec un degré notable d'humidité. Quelquefois je ne pouvais même découvrir aucune cause appréciable de mon mal, quelquefois aussi il paraissait provoqué par un léger écart de régime. Je retournai à Bade en 1850, et fis usage du même traitement qu'en 1845, mais sans le moindre succès; car, quinze jours après mon retour, je me trouvai en proie à une nouvelle attaque. Ces attaques se renouvelèrent pendant l'année 1852 et, en novembre 1853, en sortant d'un appartement humide et trop chauffé, je me trouvai exposé pendant quelques instants à un vent du nord assez frais, sans être glacé. Quoique je marchasse vite et que je fusse convenablement couvert, j'éprouvai un léger frisson, et le lendemain, en voulant me lever, je reconnus que j'avais reçu une nouvelle visite de mon mal habitnel. Il me fut impossible de me lever, et pendant quatre semaines une espèce de paraplégie me retint constamment chez moi. Je me fis faire une large application de ventouses scarifiées, qui calmèrent bien jusqu'à un certain point mes douleurs, mais qui ne purent rendre le mouvement et les forces à mes muscles à moitié paralysés; je fis appliquer des sangsues au fondement, je m'administrai des purgatifs, je me fis frictionner avec des calmants, avec des narcotiques, avec des excitants, rien n'y fit, et vers la fin de la quatrième semaine, voyant l'inutilité de tous mes efforts, je me décidai, comme *ultima ratio*, à recourir de nouveau à l'emploi des bains d'air chaud. Je ne dois pas oublier de mentionner ici que j'avais fait usage, plus d'une fois, de vésicatoires, mais toujours sans succès, ce qui m'empêcha de recourir cette fois à ce moyen.

Je me fis apporter une étuve portative en bois, dans laquelle je me plaçai, en compagnie d'une douzaine de lampions à esprit de vin allumés, la tête seule restant en dehors. Le septième bain m'amena quelque soulagement, je pus me redresser et les jambes reprirent la faculté de marcher. Les reins semblèrent vouloir recouvrer la faculté de supporter la moitié supérieure du corps, faculté qui paraissait à peu près anéantie. Mais la région lombaire resta douloureuse et raide, et ce ne fut que peu à peu que je vis revenir mes forces.

En juin 1854, c'est-à-dire au bout de six mois, j'eus un nouvel accès, un peu moins violent, mais qui dura quinze jours.

Cette malheureuse disposition me désespérait. J'avais feuilleté tous mes livres, consulté tous mes collègues, nulle part je ne pus trouver un moyen positif et satisfaisant de me délivrer de mon mal. En désespoir de cause, je me décidai pour des bains de mer. Mais l'homme propose et Dieu dispose ; au moment de faire mes préparatifs de voyage (17 juillet), l'épidémie cholérique de 1854 vint s'abattre sur la ville de Strasbourg et principalement sur mon canton. Dès lors, plus moyen de partir, et des fatigues et des émotions, et des tracas sans nombre et sans fin. Cela me conduisit au 15 septembre.

Il n'y avait plus moyen de songer à des bains de mer, plus moyen de songer même à m'établir soit à Wildbad, soit à Niederbronn.

Pourtant, autant pour me délasser un peu de mes fatigues que pour respirer l'air de la campagne et pour effacer l'effet des émotions pénibles et douloureuses que je venais de traverser, je me décidai pour le Soultzbad, plutôt à cause de son climat avantageux et de l'époque avancée de la saison, que parce que je comptais retirer quelque avantage de sa source. C'était à peu près un pis-aller. Je m'y établis en baigneur, c'est-à-dire que je me mis, pour l'acquit de ma conscience et presque par désœuvrement, à l'usage interne et externe de l'eau minérale, traitement que je terminai le 9 octobre 1854, ayant pris vingt bains et bu pendant ce temps à peu près vingt litres d'eau minérale.

A partir de ce moment, plus de lumbago; je fis par

précaution une nouvelle saison en 1855, et l'hiver de 1854, toute l'année 1855 et les neuf premiers mois de l'année 1856 se passèrent sans accès, satisfaction que je n'avais pas éprouvée depuis plus de vingt ans. Je compte, au moment où j'écris ces lignes (octobre 1856), trois années complètes où je n'ai plus éprouvé d'atteinte de mon mal si tenace et si opiniâtre, et je crois pouvoir dire avec raison qu'un pareil résultat mérite d'être hautement proclamé.

Observation IIe. — *Rhumatismes chroniques de tout le système musculaire de la locomotion.*

Clément Szpiegel, âgé de quarante-trois ans, réfugié polonais, ouvrier typographe. Constitution délicate, stature au-dessous de la moyenne, tempérament bilioso-sanguin.

Ce malade fut atteint en 1852 d'une fièvre rhumatismale intense, qui se localisa dans presque tout le système musculaire. Il entra alors à l'hôpital de Strasbourg. Après plusieurs mois de traitement, et ne voyant son état s'améliorer que très-peu, il quitta cet établissement, espérant qu'un changement d'air et le temps lui ramèneraient la santé.

Cet espoir ne se réalisa point. Quoique Szpiegel n'eût aucune articulation affectée, ses mouvements restèrent douloureux et difficiles, et le chagrin, ainsi que les privations et, de plus, un logement excessivement humide, le réduisirent à un état de plus en plus déplorable.

Le hasard nous le fit rencontrer en juin 1856. Il se trouvait alors dans l'état suivant : amaigrissement général, impossibilité de marcher, impossibilité de mouvoir la colonne vertébrale, soit en flexion, soit en rotation, impossibilité d'élever les bras sur la tête ou même à la hauteur de l'épaule, raideur des doigts, le malade ne peut plus tenir une plume. Du reste, régularité de toutes les autres fonctions, aucun symptôme anormal du côté du cœur. A l'avant-bras droit, le long du radius, il existe une tumeur diffuse et dure, paraissant provenir d'un dépôt de matière morbide. Peau parcheminée, teint livide, maigreur.

Il nous parlait de faire usage de bains de mer; mais, à part la difficulté financière, il y avait une foule de raisons qui s'opposaient à ce dessein.

Le concours de quelques personnes bienveillantes le mit en état de se rendre, d'après nos conseils, à Soultzbad.

Le traitement fut fixé de la manière suivante :

Le matin, un bain d'une demi-heure les premiers jours, d'une heure après la première semaine.

Après le bain, deux verres d'eau minérale, et puis repos au lit d'une demi-heure.

Après s'être levé, un nouveau verre d'eau minérale; un quart d'heure après, une tasse de café au lait.

A onze heures du matin, un verre d'eau minérale.

A midi, dîner.

Entre quatre et cinq heures du soir, un verre d'eau minérale.

A sept heures, souper.

Cet homme arriva le 19 août à Soultzbad et commença son traitement le 20. Il lui fallut le secours de deux hommes pour sortir de la voiture, pour monter ou descendre de son lit, pour se placer dans sa baignoire. Inutile d'ajouter que pendant le jour il ne pouvait quitter son fauteuil.

A partir du neuvième jour du traitement, il put se passer de secours pour se coucher, se lever et se baigner, et le vingt-cinquième jour du traitement, cet homme perclus et impotent put s'en aller en s'appuyant sur deux cannes.

La tumeur de l'avant-bras droit avait diminué des deux tiers, et le malade avait repris de l'embonpoint et un teint frais.

Ces deux observations prouvent suffisamment que la source de Soultzbad est toujours la même, et que la guérison surprenante des rhumatismes pourrait toujours se caractériser de la manière que le fit SCHURER il y a déjà cent trente ans[1].

« 2° La goutte ou le *podagrisme* avec ou sans sécrétion « dans les articulations, mais bien quelquefois avec des « affections viscérales qui peuvent occasionner la mort. »

Même remarque que pour la catégorie précédente. Les affections viscérales, lorsqu'elles existent dans celle qui nous occupe, proscrivent l'usage interne de l'eau de Soultz, mais se trouvent très-bien des bains seuls et du climat.

« 3° Le *syphilisme*, qui peut être aussi à l'état latent, « pendant une partie de la vie, ou se manifester, à l'exté- « rieur, par des syphilides, des ulcères, des tumeurs pé- « riostiques osseuses, ou, à l'intérieur, par des douleurs « et peut-être aussi des ulcérations et des végétations.... »

Les affections de cette catégorie, lorsqu'elles sont arrivées à leur forme tertiaire, et surtout lorsqu'elles ont été plus ou moins incomplétement modifiées et altérées par les mercuriaux, sans avoir été déracinées, disparaîtront, le plus souvent sans retour, après une, au plus après deux saisons à Soultzbad.

« 4° L'*herpétisme*, pouvant aussi rester à l'état latent, « ou se porter à la peau sous les diverses formes des ma- « ladies cutanées, ou à l'intérieur, le plus souvent sur les « muqueuses, où il produit diverses affections chroniques

---

[1] Voir à la page 26.

« qui souvent peuvent être rapportées à un même prin-« cipe....

« Dans ses migrations, il peut se porter :

« *a*. Dans le conduit auditif, où il produit une sécrétion « séreuse ou concrète et une hypertrophie des conduits « avec déformation entraînant une variété de surdité très « fréquente.

« *b*. Dans les narines, où il produit des pustules avec « ulcérations qui déterminent une variété d'ozène.

« *c*. Aux yeux, où il détermine des blépharites avec ou « sans granulations, des tumeurs et, plus tard, quelques « fistules lacrymales....

« *d*. Au voile du palais et à la gorge, où il produit ces « granulations fatigantes qui succèdent quelquefois aux « affections syphilitiques, sans être syphilitiques, et qui « surviennent comme une variété d'affection du larynx « chez les personnes qui, par état, forcent la voix en « chantant ou en parlant....

« *e*. Aux bronches, où il détermine ces rhumes fré-« quents et tenaces qui font le tourment des malades et « des médecins; qui font croire quelquefois à des phthisies « qui n'existent pas, malgré les apparences....

« *f*. A l'estomac, où il produit des gastralgies et des « gastrites chroniques et une variété de ces hypertrophies « du pylore prises quelquefois pour des cancers.

« *g*. Aux intestins, où il produit des constipations opi-« niâtres ou des diarrhées chroniques....

« *h*. A l'anus, où il cause des hémorrhoïdes, les prurits « et une variété de fissures et des contractions consécu-« tives. Ces deux dernières affections amènent souvent « l'hypochondrie, qui cesse au développement d'une érup-« tion externe, qui annonce le déplacement du mal.

« *j*. Au prépuce, où il entraîne ces herpès succédant

« aux affections vénériennes, mais qui n'ont rien de véné-
« rien, et qui effraient beaucoup les malades.

« *k*. Dans le canal de l'urètre, où il produit les hémor-
« rhagies chroniques et la blennorrhée....

« Dans la vessie, les cystites chroniques et la perte des
« urines, surtout chez les enfants, par excitation du col.

« *l*. A la vulve, où il produit les divers points et les sail-
« lies papillaires qui augmentent et quelquefois anéan-
« tissent les sensations.

« *m*. Au vagin, où il cause les leucorrhées séreuses et
« puriformes.

« *n*. Au col de l'utérus, où il produit les granulations et
« les excorations, la leucorrhée muqueuse et puis quelques
« hypertrophies ou engorgements et quelques déviations
« qui en sont la suite, souvent la stérilité, et quelquefois
« l'avortement[1].

« *o*. Peut-être aussi le principe herpétique se porte-t-il
« sur les membranes du cerveau et le cerveau, et y cause-t-il
« quelques folies; sur la moelle. quelques paralysies.

« *p*. Sur les nerfs, des névralgies.

« *q*. Sur les muscles, des rétractions musculaires et des
« tendons, et, par suite, les flexions des membres, etc. »

La source de Soultz se montrera toujours efficace dans les affections de ce quatrième groupe de M. FONTAN, surtout pour les maladies du conduit auditif (*a*), des narines (*b*), pour les ophthalmies (*c*). Son climat privilégié favorisant son action, elle sera très-utile aux malades dans les affections du voile du palais et de la gorge succédant à des aftions syphilitiques dégénérées (*d*), ainsi qu'à ceux qui souffrent des bronches par des causes analogues (*e*).

---

[1] « *Convenit vero præterea et præcipue affectibus mulierum.... sanat fluorem album*, *etc*. GUÉRIN, *op. cit.*, p. 33.

Quant aux maladies de l'estomac et des intestins causées par l'herpétisme, elles retireront de grands avantages des bains, mais elles seraient aggravées par l'usage interne de l'eau (*f* et *g*).

Pour contre, les manifestations de l'herpétisme à l'anus (*h*), au prépuce (*i*), dans le canal de l'urètre (*k*), dans la vessie, à la vulve (*l*), au vagin (*m*), au col de l'utérus ne se montreront presque jamais rebelles aux bons effets de cette fontaine.

Si le diagnostic des maladies du cerveau et de la moelle épinière par cause herpétique est bien établi (*o*), la guérison sera obtenue.

Les névralgies et les rétractions musculaires (*p* et *q*) y trouveront guérison ou soulagement.

L'eau de Soultz a une réputation aussi antique pour son efficacité contre les dermatoses que contre les rhumatismes. Ici encore tous les écrivains sont d'accord sur ses vertus, et le langage populaire avait même donné autrefois une dénomination très-significative à ce bain[1]. Les dermatoses quelles qu'elles soient y trouvent presque toujours guérison, toujours soulagement. La nature des eaux de Soultz explique aisément sa puissance dans ces maladies qui peuvent avoir des sources si diverses. Nous allons citer ici une observation qui prouvera que même un traitement irrégulier peut produire d'heureux effets, effets qui sont à peu près toujours complets lorsque la cure a été instituée et continuée d'une manière rationnelle.

---

[1] SCHURER, *op. cit.*, p. 23 et 24; GUÉRIN, *op. cit.*, p. 30; TINCHANT, RISTELHUEBER, TOURDES, écrits cités.

Observation IIIe — *Lichen agrius; traitement irrégulier; succès notable.*

M. X..., âgé de soixante ans, se trouva atteint, en mai 1856, d'une maladie cutanée, ayant son siége principal à la face. Les deux tempes et les deux côtés du nez étaient occupés par de larges plaques, couvertes de croûtes jaunâtres, proéminentes, rugueuses, et les paupières supérieures par une éruption bulleuse. Les glandes sousmaxillaires s'engorgèrent et un suintement d'une odeur désagréable se manifesta derrière les oreilles. Les mollets étaient couverts d'une éruption papuleuse d'un rouge foncé, et tout le corps était envahi par des démangeaisons insupportables. Les occupations de M. X... ne lui permettant pas de faire un séjour continu à Soultzbad, il se borna à y venir pour une semaine en juin, pour une autre en juillet et pour une troisième en août. Pendant ses trois séjours fractionnés, il prit un bain par jour et but un litre d'eau minérale après chaque bain. Après la troisième semaine il se vit délivré de son mal, sauf une démangeaison et une légère éruption dartreuse aux paupières et aux parties qui lui reviennent de temps en temps.

L'usage interne de l'eau de Soultz, continué à domicile, finira très-probablement par le délivrer radicalement.

« 5° Le *lymphatisme* est, comme le syphilisme et l'her« pétisme, une des principales causes des maladies chro« niques. Je crois qu'il existe un principe ou virus produi« sant la scrofule ou le tubercule et toutes leurs suites, « comme il existe un virus herpétique et syphilitique[1],

[1] On peut comparer à ce sujet les idées émises récemment par le Dr A. Latour. *Union médicale*, 26 août 1856 et numéros suivants.

« mais de nature peu différente du premier et surtout du « second; pouvant produire cependant, comme lui, des « exostoses, des ulcères, des caries, des nécroses, etc. « Or, si l'on attribue tous ces résultats, dans un cas, à un « virus syphilitique, pourquoi ne pas les attribuer, dans « l'autre, à un virus scrofuleux, puisque tous les deux ne « semblent pouvoir être distingués quelquefois que par le « traitement? »

Les affections de ce groupe, en tant que positivement scrofuleuses, surtout les tubercules pulmonaires à leur début, seront traitées avec le plus grand succès à Soultz; cela ne souffre aucun doute pour tout médecin qui connaît la composition de ses eaux[1]. Les affections portant le cachet prépondérant d'anémie devront être adressées à des sources plus fortement ferrugineuses.

« 6° Le *cancérisme* est aussi dû, à mes yeux, à un virus « qui existe dans le corps, avant de se manifester par le « cancer. Pour moi, la diathèse, que je distingue de la « cachexie, précède la manifestation du cancer, bien « qu'elle ne paraisse devenir manifeste qu'après. Toutes « ces affections se transmettent, si ce n'est toutes par con- « tagion, du moins par hérédité, et j'ai pu voir à la fois « trois à quatre générations d'herpétiques, ou de cancé- « reux, ou de lymphatiques. »

Ce groupe n'a pas encore été expérimenté à Soultz. Il est fort probable qu'un cancer confirmé résisterait à l'action de ses eaux, qu'une induration squirrheuse exigerait un long traitement ou un traitement plusieurs fois répété.

---

[1] TINCHANT et RISTELHUEBER, écrits cités. On a également fondé un établissement destiné au traitement des maladies scrofuleuses près de la source chloro-iodo-bromée de Wildegg en Suisse, avec laquelle celle de Soultz a la plus grande analogie. Voy. *Gazette médicale de Strasbourg*, 11e année, n° 5.

Quant à la simple diathèse cancéreuse, lorsqu'elle pourrait être établie par des motifs d'hérédité, il est permis de conjecturer qu'elle y serait combattue avec beaucoup d'avantage.

« 7° Le *traumatisme* et ses suites doivent être étudiés au « point de vue de ces affections dans l'état chronique, « chronicité qui ne se manifeste, le plus souvent, que « parce que les parties sont prises consécutivement d'une « ou de plusieurs de ces causes : soit rhumatismes, soit « herpétisme ou lymphatisme, et qui seraient guéries assez « promptement sans ces complications. »

Ces complications rentrant dans les différents groupes déjà examinés, nous n'avons plus besoin de nous y arrêter.

8° Le huitième groupe se compose des complications des divers états mentionnés, « qui forment souvent des « états mixtes très-intéressants : ainsi, l'herpétisme ou le « lymphatisme s'ajoutent au syphilisme et en modifient « quelquefois la marche et l'aspect, comme ils doivent en « modifier le traitement. »

A ces groupes nous en ajouterons un neuvième et un dixième, que nous pourrons qualifier ainsi qu'il suit :

9° L'*hémorrhoïdisme*, qui comprend tous les troubles fonctionnels des organes du bas-ventre, trouvant leur raison d'être dans les dérangements survenus dans le système de la veine-porte, en tant qu'ils ne sont pas accompagnés de phlogose des muqueuses gastro-intestinales. Ainsi, nous trouvons dans ce groupe depuis la simple pléthore abdominale jusqu'aux engorgements et aux hypertrophies de certaines parties du système glandulaire du bas-ventre. Il va sans dire que les affections hémorrhoïdales régulières ou exagérées s'y trouvent comprises.

Toutes ces affections retirent d'immenses avantages de

l'usage rationnel des eaux de Soultz, surtout lorsque l'emploi en a été réglé par le médecin.

10° Les *névropathies*. Nous rangerons dans cette classe toutes les lésions de l'innervation, dont les causes sont souvent tellement obscures que les affections semblent être idiopathiques, défient tous les traitements et font le désespoir du malade et du médecin.

Quoique nous n'ayons aucune raison de préférer pour ces affections le Soultzbad à tant d'autres bains, nous pensons qu'à côté des vertus de ses eaux, son heureux climat et la tranquillité du séjour méritent de fixer l'attention des médecins, et nous relaterons pour ce groupe une dernière observation remarquable, suivie de solide et complète guérison.

Observation IVe. — *Troubles profonds de l'innervation; sécrétion urinaire profondément altérée consécutivement. — Guérison.*

En décembre 1848, M. ***, alors âgé de trente-quatre ans, de tempérament bilioso-sanguin, d'une bonne constitution et d'une bonne santé habituelle, fut saisi subitement de violents étourdissements qui le prenaient comme des commotions électriques, et qui furent suivis d'une forte douleur dans les extrémités des doigts de la main droite.

Cet état continue en 1849, malgré tous les traitements employés. Les étourdissements se répètent d'une manière irrégulière, mais fréquente, la douleur des doigts persiste, la santé générale s'altère, les forces et l'appétit disparaissent.

Une saison à Langenbrücken reste sans effet[1]; il en est de même d'une autre à Niederbronn en 1850[2].

[1] Langenbrücken n'est pas une source chloro-iodo-bromée. Voy. *Das Schwefelbad Langenbrücken*, von Dr Eimer. Heidelberg 1852.

[2] Niederbronn est une source saline laxative. Voy. *Les eaux laxatives de Niederbronn, etc.*, par le Dr J. Kuhn, médecin-inspect. Paris 1854.

Dans les premiers mois de 1851, l'état du malade s'aggrave d'une manière alarmante. A la suite d'un étourdissement foudroyant, la faiblesse devient extrême, augmente de plus en plus, et la tête devient tellement sensible que le malade ne peut supporter le moindre bruit. L'appétit est entièrement perdu, plus de sommeil. Les orages exaspèrent le mal.

A tous ces symptômes est venu se joindre depuis quelque temps une suppression presque complète des urines, qui ne sont rendues qu'une ou deux fois dans les vingt-quatre heures, et dont la quantité atteint à peine 250 grammes pendant ce temps. Elles sont excessivement chargées, comme boueuses.

Au mois de juin, le malade, qui habite Strasbourg, se décide à se rendre à Soultzbad, non dans l'espoir d'y trouver une guérison dont il commençait à désespérer, mais dans le seul but de changer d'air. Ne pouvant être transporté en voiture, il donne la préférence à ce bain parce qu'il y a possibilité de s'y rendre en bateau.

On se met en route le 13 juin, le malade couché sur un matelas étendu dans le bateau.

Il commence, sans demander conseil à personne, par prendre tous les jours un quart de verre d'eau minérale. Se sentant soulagé, et voyant les urines augmentées, il augmente la dose, prend un demi-verre, puis les trois quarts d'un verre et enfin un verre entier.

Les urines augmentent de plus en plus, se clarifient, le sommeil et l'appétit reviennent, et au bout de huit jours le malade peut faire sa première promenade à pied dans le jardin.

Cependant les orages causent toujours des étourdissements, et le malade se sent plus ou moins bien selon que l'atmosphère est plus ou moins chargée d'électricité. Mais il continue invariablement son verre d'eau par jour, sans prendre de bains.

Une seule fois le malade eut encore un étourdissement, ou plutôt, comme il s'exprime, une commotion électrique dans le cerveau, plus forte que toutes les précédentes, et qui le jeta par terre, ce qui ne lui était point arrivé encore. Cependant, cet accident n'eut pas de suites et fut même le dernier.

Au bout de trois mois, il quitta Soultzbad, délivré de toutes ses souffrances et ayant repris forces et embonpoint.

Vers la fin de l'hiver qui suivit cette guérison (1852) et une seconde fois un peu plus tard, ses urines recommencèrent à se troubler, et un certain malaise se fit sentir de nouveau. Comme le malade n'avait pas quitté Strasbourg, il eut recours immédiatement à l'usage interne de l'eau de Soultz, et chaque fois il vit son malaise se dissiper, et ses urines revenir à l'état normal. Il prenait alors un ou deux verres par jour.

Depuis, sa santé s'est maintenue, et aujourd'hui (octobre 1856) personne ne devinerait à l'aspect de cette santé florissante que le sujet de l'observation ait pu déjà une fois se trouver réduit à un état aussi misérable que désespéré.

Pour nous résumer, c'est donc principalement dans les affections rhumatismales, musculaires et articulaires, dans le plus grand nombre des dermatoses dyscrasiques, dans les affections catarrhales chroniques, lorsqu'elles n'occupent pas le canal intestinal, mais bien les bronches ou la vessie, dans les maladies scrofuleuses, dans les affections chroniques du bas-ventre avec engorgement du foie, de la rate, des glandes mésentériques, que l'on obtient des résultats très-remarquables de l'usage de l'eau de Soultz.

Les nombreuses affections irrégulières qui se présentent dans la pratique et qui souvent peuvent embarrasser le médecin, parce qu'elles sont observées par lui pour la première fois, peuvent être rattachées presque toutes aux dix groupes principaux que nous avons établis. L'indication ou la contre-indication des eaux de Soultz pourra alors se déduire généralement sans trop de difficulté, si, d'ailleurs, la nature chloro-iodo-bromée de la source n'avait déjà fixé le médecin sur l'opportunité ou l'inopportunité de son emploi.

CHAPITRE V.

EMPLOI THÉRAPEUTIQUE DE L'EAU MINÉRALE DE SOULTZ.

L'eau de Soultzbad est administrée à l'intérieur, en bains, en douches et sous la forme de bains de vapeur.

A. *Administration de l'eau minérale à l'intérieur.*

Prise à l'intérieur à la dose de 700 à 1000 grammes, elle constitue un médicament résolutif, diurétique et désobstruant, quelquefois légèrement laxatif. Ce dernier effet, toutefois, n'est pas facilement obtenu, surtout si le malade est habituellement resserré. Mais l'usage prolongé et journalier triomphe de ces dispositions, et au moins le malade obtiendra-t-il une grande régularité dans le fonctionnement du gros intestin.

Il est nécessaire que certains malades en boivent plusieurs fois par jour. Dans ce cas, on prend ordinairement un verre de 350 grammes dans le bain, un second verre en sortant du bain quand on se baigne à jeun. Après le bain on doit se coucher pendant à peu près une demi-heure, et dans ce cas on prend son troisième verre en se levant pour aller déjeuner. Le quatrième verre se prend une heure avant le dîner, et le cinquième, entre quatre et cinq heures du soir. Le troisième et le cinquième verre peuvent être doublés selon les circonstances, mais jamais on ne doit ingérer une plus forte quantité coup sur coup.

Il faut bien se garder de vouloir forcer l'effet de l'eau en ingurgitant de fortes quantités. Soultzbad n'est pas une source essentiellement purgative, et ses bons effets sont obtenus sans fatigue pour l'intestin.

Il y a bien peu de cas où le malade soit obligé de boire tout à fait un litre par jour, et il est encore plus rare que cette quantité doive être dépassée.

Les doses d'eau minérale ne peuvent être fixées avantageusement que par le médecin de l'établissement, qui seul peut tenir un compte rationnel de l'état du malade, de l'action probable de l'eau sur les organes et suivre d'un œil expérimenté les effets favorables ou contraires. Lui seul peut prononcer avec connaissance de cause les mots *continuez* ou *assez*. Il est par conséquent beaucoup à désirer que les médecins qui envoient des malades à Soultz, leur remettent une notice sur leur état antérieur. Cette notice pourra aussi, selon les cas, être adressée directement au médecin de l'établissement.

La dose moyenne suffisante dans la grande majorité des cas est de trois à quatre verres par jour. Cette quantité suffit pour provoquer un notable effet diurétique, et il paraît que c'est là le chemin favori que l'eau de Soultz fait prendre aux *humeurs peccantes*[1].

Mais il y a des cas où les malades doivent se borner à un ou tout au plus à deux verres par jour; on a pu même

---

[1] « ... *Potius et brevi urinam copiosius, et interdum quoque alvum leniter ducit.* » GUÉRIN, *op. cit.*

se convaincre par la IVe observation que nous avons relatée, que des quantités encore moindres peuvent produire les effets les plus heureux.

Il y a, de plus, beaucoup de cas où l'usage interne est tout à fait superflu et quelquefois même interdit, et dans lesquels les bains seuls suffisent pour amener la guérison. Cela a lieu dans les affections rhumatismales récentes, dans beaucoup de maladies de l'innervation qui peuvent dispenser de boire l'eau minérale, et surtout dans les affections chroniques de la muqueuse gastro-intestinale qui défendent absolument l'ingestion de l'eau de Soultz et se trouvent fort bien de ses bains.

Les effets physiologiques de l'ingestion de l'eau minérale en quantités modérées sont peu appréciables immédiatement. Sauf une notable augmentation de l'appétit, ainsi que de la sécrétion urinaire, elles ne manifestent par aucun symptôme positif leur action sur l'économie. Ce n'est que la diminution graduelle des symptômes morbides et enfin leur disparution définitive qui rendent témoignage de sa bienfaisante activité.

Mais il n'en est pas de même quand les quantités prises ne sont plus en rapport avec les indications thérapeutiques. Des pesanteurs d'estomac, de l'anorexie, un sentiment désagréable dans le bas-ventre, des rapports nidoreux, rarement de la diarrhée, mais plus souvent des ténesmes avertissent le buveur mal avisé qu'il a dépassé la limite de l'utile, pour se laisser entraîner au nuisible.

C'est que l'eau de Soultz est une eau très-puissante, qui ne permet aucune indifférence, aucune légèreté dans son usage. C'est peut-être celle qui punit le plus sévèrement l'abus que l'on en ferait.

Ce qu'il y a surtout de particulier quant aux suites désagréables qu'entraîne son usage immodéré, c'est que des malades qui ont réellement besoin d'en prendre à l'intérieur, supportent très-bien une certaine quantité au commencement de leur cure (par exemple un litre) et ne supportent plus cette même quantité vers la fin[1].

Il paraîtrait qu'il s'établit, au bout d'un certain temps, une espèce de *saturation de l'économie*, qui exige alors impérieusement la diminution et même la suppression totale de la dose à prendre, sans empêcher pour cela la continuation des bains.

Relativement à l'usage interne de l'eau minérale, on peut diviser les maladies qui peuvent se guérir à Soultz, en trois catégories : la première, qui doit faire un usage interne assez large de la source, sans dépasser de beaucoup, comme nous l'avons déjà dit, un litre par jour ; la seconde, qui ne doit faire qu'un usage interne très-modéré, de 100 à 500 grammes par jour ; et la troisième, qui doit se borner à l'usage des bains, sans administration interne aucune.

PREMIÈRE CATÉGORIE. *Maladies qui exigent l'usage interne plus copieux de la source.*

Sujets adultes et fonctions digestives normales, intégrité de la muqueuse gastro-intestinale.

Les rhumatismes invétérés et les affections goutteuses avec toutes leurs transformations, tumeurs blanches, arthrites, paralysies, névroses, névralgies, dépôts inertes, lombagos, ankyloses, rétractions musculaires ; les anciennes affections syphilitiques et herpétiques, occasionnant des maladies si variées de l'oreille, des narines, des

---

[1] Mon expérience n'est pas d'accord ici avec les assertions de GUÉRIN (*op. cit.*, p. 31), qui dit de cette eau : « *Attamen et copiosissime pota* « *nullum primis viis negotium facessit.* »

yeux, de la gorge, des bronches, de l'anus, du prépuce, du canal de l'urètre, des parties génitales de la femme; les dermatoses, les scrophules chez les adultes, les tubercules pulmonaires au début, la diathèse cancéreuse, les affections traumatiques compliquées d'un des états ci-dessus mentionnés, les complications de ces divers états entre eux, les dérangements survenus dans le système de la veine-porte, l'hémorrhoïdisme.

DEUXIÈME CATÉGORIE. *Maladies qui commandent un usage restreint de l'eau minérale en boisson.*

Sujets adultes affaiblis ou dont les organes digestifs sont fatigués ou trop délicats. Enfants.

Toutes les maladies de la première catégorie, les maladies de la vessie provenant d'une des diathèses précitées, les scrofules chez les enfants, les névropathies.

TROISIÈME CATÉGORIE. *Maladies qui proscrivent l'usage interne de l'eau minérale.*

Sujets adultes et enfants. Les gastrites et les entérites chroniques rhumatismales, les mêmes maladies dues au principe herpétique ou goutteux, et empiriquement toutes les affections des deux premières catégories qu'une idiosyncrasie particulière empêcherait de continuer l'usage interne de la source.

USAGE INTERNE DE L'EAU MINÉRALE DE SOULTZ A DOMICILE.

Toutes les affections énumérées dans les deux premières catégories que les circonstances de saison ou d'occupation ne permettront pas de traiter à la source même, ainsi que certaines hydropisies commençantes, pourront souvent être guéries à domicile par un usage rationnel et prolongé de l'eau minérale de Soultz. La dose alors varie de deux verres à un litre par jour, et bien souvent elle réussira là où tout l'arsenal pharmaceutique aura échoué.

Elle a l'avantage en France sur les autres eaux chloro-bromo-iodées (comme Kissingen, Kreuznach, Wildegg, Adelheid, etc.), de n'avoir aucune frontière à passer, et, par conséquent, aucun droit à acquitter pour les vases dans lesquels elle est contenue.

B. *Administration externe de l'eau minérale.*

1° *Bains.* Les médecins et les physiciens ont beaucoup discuté sur la manière dont les eaux minérales agissent sur l'économie, lorsqu'elles sont employées exclusivement sous forme de bains. On a fait des expériences, on a soutenu le pour et le contre, on a appliqué trop exclusivement au corps vivant les phénomènes de l'endosmose, on a nié trop exclusivement encore que cette force jouât un rôle quelconque dans l'économie animale; tout cela n'empêche pas que le fait existe, et que certaines eaux minérales, et parmi elles principalement celle de Soultz, interviennent d'une manière très-efficace dans la guérison d'un grand nombre d'affections, lors même qu'elles ne sont administrées que sous forme de bains. *In balneis salus.*

Les bains sont la forme la plus agréable et la plus usitée pour l'administration de l'eau de Soultz. Dans beaucoup de cas cette forme suffit à elle seule pour obtenir les guérisons les plus complètes. Mais, pour arriver à ce résultat, il est nécessaire que leur emploi soit régulier et méthodique.

La meilleure manière consiste à prendre les bains le

matin, au sortir du lit, pour se recoucher et se reposer encore une demi-heure après.

La température du bain doit se régler sur la constitution du malade. « Les personnes à constitution molle et « lymphatique, celles dont l'appareil circulatoire a peu « d'activité, exigent en général une température de bains « plus élevée; l'inverse a lieu pour les personnes sanguines « et irritables. » C'est de cette manière que le docteur KUHN[1] formule en général la règle de la température des bains, et nous avons toujours trouvé cette formule la plus simple, la plus juste et la plus pratique. La température qui convient aux différentes constitutions varie entre 32 et 35° C.

L'eau de Soultz prend une teinte opaline quand elle est chauffée; c'est une circonstance dont il est bon que le baigneur soit prévenu, afin qu'il ne suspecte pas la propreté des appareils.

La durée des bains se règle sur les besoins du traitement et sur les forces du malade.

Généralement, les personnes délicates et les enfants doivent rester moins longtemps dans l'eau que les adultes et les personnes robustes.

On ne doit pas prolonger le premier bain au delà de trente minutes. On augmente ensuite successivement la durée du bain de cinq minutes par jour, et on arrive à rester plongé dans l'eau pendant une heure entière. Il est inutile, et il pourrait même devenir nuisible d'aller au delà.

Les personnes qui ne boivent pas l'eau minérale feront bien de s'en tenir après le sixième ou le septième jour aux bains d'une heure, tandis que les autres pourront se contenter de quarante à cinquante minutes.

---

[1] *Les eaux laxatives de Niederbronn*, etc. Paris 1854.

Il est irrationnel et peut devenir dangereux de prendre deux ou plusieurs bains par jour.

2° *Douches.* L'action des douches nous a toujours paru devoir être attribuée plutôt à leur effet mécanique qu'à la composition de l'eau qui les alimente. On pourrait se servir pour elles de la première eau venue, et l'on obtiendrait les mêmes effets à Soultz comme partout ailleurs, à condition de suivre le reste du traitement balnéaire en employant l'eau minérale.

C'est principalement dans certaines formes rhumatismales localisées que les douches sont efficaces, mais à Soultz elles sont superflues le plus ordinairement, tant est grande l'activité de l'eau minérale.

Pourtant il est bon de les avoir à sa disposition pour compléter les ressources thérapeutiques de l'établissement.

3° *Bains de vapeur.* Ce que nous venons de dire des douches, s'applique en grande partie aussi aux bains de vapeur.

C'est un moyen très-puissant de provoquer des crises par la transpiration, et c'est encore surtout dans les maladies rhumatismales qu'il faut en venir à cette extrémité.

Les bains de vapeur sont très-souvent employés à Soultz par des personnes qui veulent abréger la durée de leur traitement. Nous pensons que cette pratique est peu rationnelle et n'est pas exempte de dangers.

Un remède aussi héroïque ne devrait être administré que dans les cas où le médecin le juge indispensable.

Ventouses scarifiées. Nous avons dit plus haut [1], en mentionnant les deux personnes chargées de l'application des ventouses scarifiées, que nous reviendrions sur ce sujet.

[1] Chap. II, p. 10.

4

C'est, en effet, une pratique qui date de loin au bain de Soultz, que cette opération médico-chirurgicale, et elle paraît avoir été tellement multipliée, que le public campagnard a fini par prendre l'accessoire pour l'essentiel, et que beaucoup d'individus des environs n'y viennent que dans le but de se faire ventouser, sans y faire un traitement balnéaire.

Cependant il y a une raison à cette pratique, et un grand nombre de malades, ayant fait une cure de quinze ou de vingt jours, ne quittent pas le bain de Soultz sans s'être fait appliquer de vingt à trente ventouses scarifiées.

« Presque toujours les traditions populaires reposent « sur quelque chose de vrai, dit M. CONSTANTIN JAMES, et « une pratique quelconque qui date de loin, doit avoir une « raison d'être de sa longue existence[1]. »

Nous voyons d'ailleurs les choses se passer à peu près de même à Bourbon-l'Archambault et à Baden-Baden, c'est-à-dire près de sources dont l'action est fortement tonique et stimulante, la première surtout, qui est à peu près ce que serait celle de Soultz si elle était thermale.

Il est permis de penser que c'était dans le but de modérer la crise balnéaire ou de la prévenir, de dissiper les congestions, que l'on eut recours à ce moyen, et aujourd'hui on en use souvent sans trop savoir pourquoi.

Toutefois, nous croyons devoir faire remarquer ici, qu'un sujet bien constitué, dans la force de l'âge, plus ou moins pléthorique, qui vient à Soultz pour s'y traiter de rhumatismes ou pour combattre une disposition rhumatismale, ainsi que toutes les autres affections dont l'anémie ne forme pas le cortége obligé, fera très-bien de commencer et de terminer son traitement par une ap-

[1] Ouvr. cit., p. 223.

plication de ventouses scarifiées; l'effet en sera d'autant plus sûr, et aucun empêchement pathologique ne viendra contrarier la saison, comme aussi l'effet subséquent de la cure se trouvera plus assuré et plus durable.

La même remarque peut s'appliquer également aux malades affectés de dermatoses et, en général, à tous ceux qui sont riches de sang et d'humeurs.

CHAPITRE VI.

LES CONTRE-INDICATIONS DE LA SOURCE DE SOULTZ.

Pour éviter aux médecins ainsi qu'à leurs malades toute déception, il est nécessaire, après avoir bien établi les groupes pathologiques qui peuvent compter sur une guérison, ou tout au moins sur une amélioration à Soultz, d'énumérer également les états morbides qui ne pourraient retirer aucun avantage de cette source.

Déjà dans notre chapitre IV nous avons eu occasion de mentionner subsidiairement certaines affections qui ne doivent rien espérer du Soultzbad; nous allons, pour plus de clarté et pour la commodité du lecteur compétent, en dresser la liste complète.

Avant de parler des états pathologiques, nous devons mentionner ici les états physiologiques de la grossesse et de la période menstruelle, qui défendent l'usage du bain de Soultz.

En général, il ne faut pas envoyer à Soultz des malades affectés de maladies aiguës, ni ceux dont l'état chronique pourrait se trouver accidentellement dans une phase aiguë, ou bien des maladies trop avancées.

Les autres affections plus spécialement à désigner et qu n'ont rien à espérer de la source de Soultz, sont :

La phthisie pulmonaire à son deuxième degré, l'état muqueux ou embarras des premières voies, la dyspepsie, la lenteur, l'inertie des fonctions digestives, les gastrites et les entérites chroniques, les gastralgies et les entéralgies, les diarrhées chroniques, les squirrhes et les ulcères de l'estomac; la disposition trop prononcée aux hémorrhagies, les anévrismes avancés du cœur et des gros troncs artériels, les cancers et squirrhes tout à fait déclarés, les affections syphilitiques pour lesquelles aucun traitement mercuriel n'est encore intervenu.

Il en est toutefois parmi ces affections qui peuvent encore retirer quelques avantages des bains seuls et du climat de Soultzbad, mais, en général, il ne faudrait pas compter avec elles sur un succès trop marquant.

CHAPITRE VII.

PROMENADES ET EXCURSIONS. — GUIDE DU TOURISTE.

Si le bain de Soultz est un bain où l'on guérit, il n'a pu jusqu'ici conquérir la réputation d'un bain où l'on s'amuse beaucoup. La roulette n'y a point établi ses tripots, par ainsi point d'émotions compromettantes pour le succès de la cure, point de ruine pour la bourse. Le monde élégant n'y a pas imposé ses toilettes et ses bals, par conséquent point de contrainte, point de dépenses superflues et point d'occasions surtout pour le père qui s'y est délivré de rhumatismes invétérés ou d'une colique néphrétique, de ramener sa fille avec une fluxion de poitrine, peut-être avec le germe de la phthisie pulmonaire. Tout ce qui l'entoure porte un caractère paisible et champêtre, quelquefois même un peu rustique.

Le caractère principal de ce séjour est la quiétude, l'absence de préoccupations étrangères et trop souvent contraires au but principal qui a amené le malade, c'est-à-dire la guérison. Cette tranquillité, nous n'en disconvenons pas, peut amener quelquefois un peu de monotonie. «Mais la santé ne saurait être acheté trop cher, « même au prix d'un peu d'ennui,» dit M. Constantin James[1]. Il ne faudrait pourtant pas se hâter de conclure de ce qui vient d'être dit, que le séjour du bain de Soultz est un séjour ennuyeux, dépourvu de tout charme. Ce serait là une conclusion diamétralement opposée à la vérité.

Pour l'amateur de promenades plus étendues, pour l'esprit cultivé qui se complaît dans les souvenirs historiques, pour l'ami des beaux sites, qui recherche des paysages variés, des horizons grandioses, des vallons pittoresques, les environs de Soultz présentent d'amples ressources.

Mais, pour mettre de l'ordre dans les distractions que les visiteurs du bain de Soultz pourront se procurer sous ce rapport, et pour exécuter le programme que leur trace Gerboin[2], en leur disant de «venir se baigner dans ses «eaux, de respirer l'air pur du vallon qui les renferme et «de jouir de l'aspect délicieux des côteaux qui l'environnent,» nous allons diviser nos sorties en deux classes : les simples promenades à pied et les excursions plus considérables qui devront se faire en voiture.

A. PROMENADES A PIED.

Dangolsheim et Bergbieten. Une des plus agréables, présentant immédiatement un horizon étendu, de beaux sites agrestes, est celle de Dangolsheim. En traversant le bourg de Soultz et en prenant le premier chemin qui

---

[1] Ouvr. cit., p. 214.

[2] Ouvr. cit., p. 38.

s'offre à gauche, on monte sur celui de Dangolsheim et on arrive en peu de temps en cet endroit. Ce chemin est tracé à mi-côte du versant occidental de la montagne de Soultz, et on y jouit d'une vue étendue et agréable. Le village de Daugolsheim lui-même n'offre rien de bien remarquable. C'est tout au plus si l'amateur d'antiquités y trouve sur quelques habitations encore les traces de son ancienne splendeur municipale au seizième siècle. Dangolsheim était autrefois un village libre impérial, c'est-à-dire ne relevant d'aucun seigneur féodal. La tradition nous apprend que l'ordre des Templiers y avait une résidence. L'église, dont il reste une tour du douzième siècle et un petit chœur du quinzième, et dont la nef agrandie est un des spécimens les plus déplorables de l'architecture officielle de nos derniers temps, était entourée jadis d'une enceinte fortifiée, dont il reste de nombreux vestiges. Dangolsheim possède une fontaine extrêmement abondante, d'une eau de la plus grande limpidité, et qui forme immédiatement un petit ruisseau.

Le retour par le même chemin offre des aspects également très-variés; l'œil se repose avec complaisance sur les beaux côteaux qui bordent le côté opposé de la vallée.

Tient-on à prolonger un peu cette promenade et à ne pas retourner par le même chemin, on traverse Dangolsheim et on descend à Bergbieten, situé dans un charmant et frais vallon, et l'on revient par ce dernier endroit à Soultz. On trouve à Bergbieten encore quelques traces du château seigneurial qui y existait autrefois.

Cette promenade, qui peut être également entreprise en sens inverse, c'est-à-dire en commençant par Bergbieten, doit être faite, soit le matin après le déjeuner, soit dans les heures plus avancées de la soirée par ceux qui craignent le soleil, car il y a peu d'ombre.

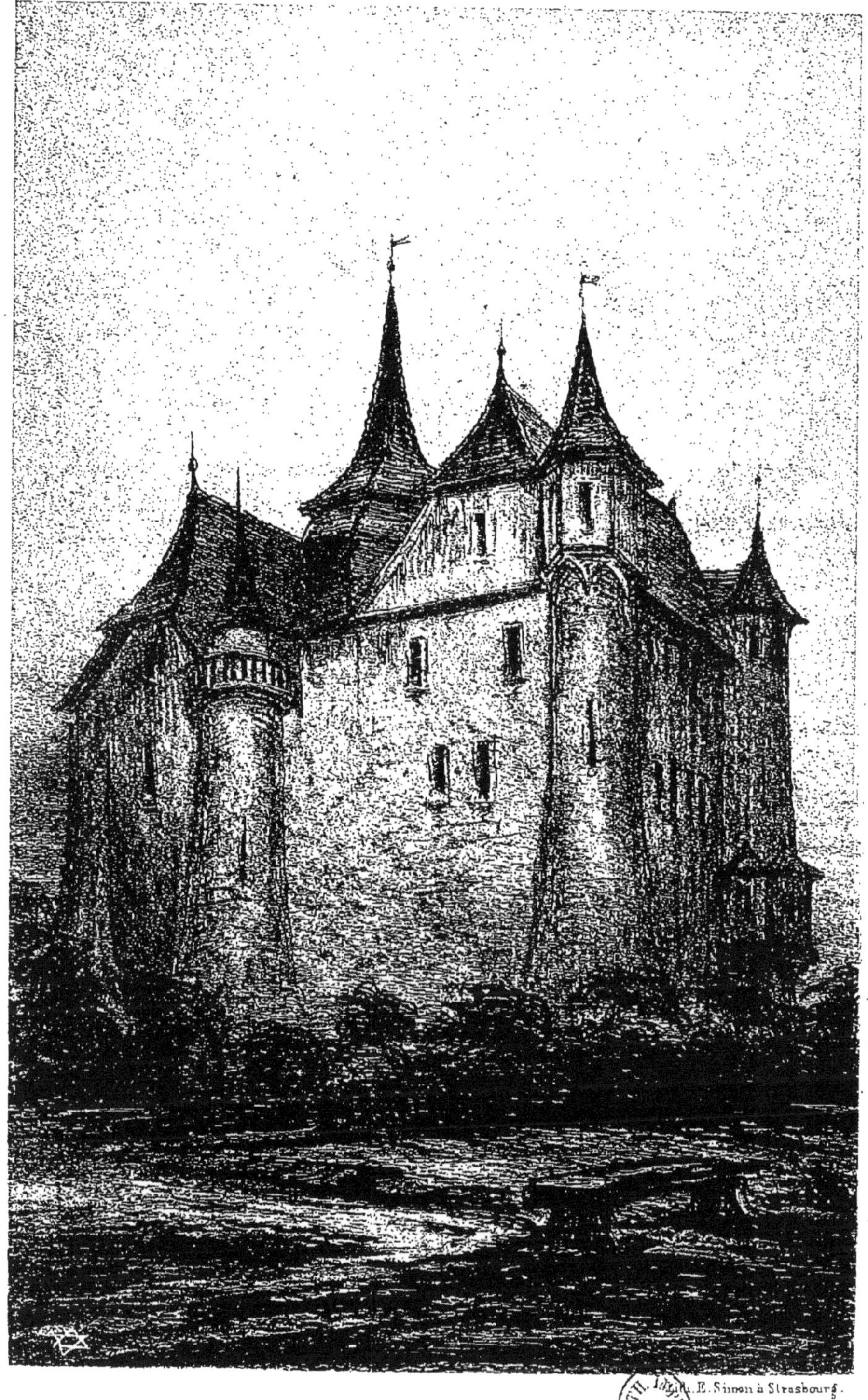

Lith. E. Simon à Strasbourg.

CHÂTEAU DE SCHARRACH

Scharrachbergheim et Dahlenheim. En sortant de l'établissement par la porte septentrionale et en se dirigeant vers l'occident, on arrive sur le chemin de Scharrachbergheim tracé à mi-côte sur le versant méridional de la montagne nommée *Scharrach*. Dès les premiers cent pas, et le chemin s'élevant en pente douce, on jouit d'une vue grandiose. L'horizon est bordé au sud-ouest par la silhouette accentuée du Donon et du Schneeberg, l'une des montagnes les plus élevées du département du Bas-Rhin (900 mètres). A ses pieds on a le riche et plantureux vallon dans lequel est situé le bourg de Soultz-les-Bains, et que traverse la Mossig. De fraîches prairies, des champs cultivés, le modeste village d'Irmstett, forment le premier plan que domine au second la route départementale de Saverne à Schlestadt, bordée sans interruption de magnifiques noyers. Le tout est couronné par les profils grandioses des montagnes qui séparent l'Alsace de la Lorraine. Une demi-heure nous conduit au beau village de Scharrachbergheim, propre et respirant l'aisance, embelli par un certain nombre de maisons de plaisance appartenant à des citoyens de Strasbourg. On peut se rafraîchir dans cet endroit, la consommation, surtout le vin, est de bonne qualité, mais les locaux sont très-rustiques.

Le petit château de Scharrach, situé à l'extrémité orientale du village, est encore une des rares habitations féodales parvenues jusqu'à nos temps sans être réduites à l'état de ruine. Quoique dénaturé, dans ses parties supérieures, par des restaurations datant du dix-septième et du dix-huitième siècle, il offre, dans sa partie inférieure, encore sans altération le type primitif, tel que l'architecte du treizième ou du quatorzième siècle, car il remonte évidemment à cette époque, l'a fait sortir de terre. Cette demeure seigneuriale appartenait aux comtes de La Roche

(Rathsamhausen zum Stein), et fut donnée par eux en fief avec ses dépendances à la famille des Scharrach, dont plusieurs membres avaient fait partie du gouvernement de la République de Strasbourg[1]. Cette famille s'éteignit par les mâles au quinzième siècle. Agnès de Scharrach, la fille du dernier de ce nom, épousa un Dettlingen, seigneur wurtembergeois. La famille de Dettlingen obtint, à son tour, en 1462, de Philibert-Philippe Varambon, comte de La Roche, l'investiture du château et de la cour collongère qui s'y trouvait, et le posséda jusqu'à la révolution française[2]. Depuis ce temps-là, il a appartenu à différents propriétaires, en dernier lieu à M. le baron Pannon Du Hazier, officier supérieur de cavalerie en retraite.

L'histoire n'est pas entièrement muette sur les vicissitudes que cette demeure eut à traverser. Ainsi on sait qu'elle fut prise en 1444 par une troupe d'Armagnacs, qui eux-mêmes furent expulsés peu de semaines plus tard par les troupes de la ville de Strasbourg. De plus, elle fut en 1622 le théâtre d'un attentat contre le droit des gens, en ce sens qu'un détachement de troupes de la ville de Strasbourg, alors en guerre avec personne, y fut attaqué et massacré en grande partie par des paysans de Dachstein, servant dans les troupes épiscopales. Le château, habité en ce moment par un jeune gentilhomme de la famille des Dettlingen, fut saccagé à cette occasion[3].

Donnons, puisque nous y sommes, un coup d'œil à la vieille église de l'endroit, dédiée à saint Jean; elle paraît remonter au moins, par sa tour, au commencement du

---

[1] BERNARD HERTZOG, *Chronique alsacienne*, cite la présence au tournoi de Strasbourg en 1390, de Jean et d'Everard de Scharrach.

[2] CHAUFFOUR, *Histoire par ordre des seigneuries*, etc., t. III.

[3] DUNTZENHEIM, *Elsæssische Chronik*, MS. de la Bibliothèque de Strasbourg.

douzième siècle. Sa construction est attribuée aux templiers de Dangolsheim, c'est une des églises rurales les plus vénérables par sa vétusté, l'ensemble en est très-pittoresque, et le serait encore bien davantage sans l'affreux badigeon de couleur nankin qu'on lui a infligé.

Si le promeneur désire rentrer par un autre chemin que celui qui l'a amené, il traverse, toujours en montant, le village de Scharrachbergheim, laissant l'église à sa gauche, en parcourant une route tracée, cette fois, sur le versant septentrional et oriental de la montagne de Scharrach. En prenant le premier chemin qui se trouve sur sa droite à 200 mètres à peu près du village, il arrive à Dahlenheim, qu'il traverse en ayant soin de prendre la première rue qu'il trouvera sur sa droite, et qui le fait remonter sur le plateau par une pente assez rapide. Mais, avant d'arriver à ce village, il voit se dérouler devant lui les points de vue les plus ravissants. Dominant toute la plaine à ses pieds, il a devant lui les riches campagnes de l'arrondissement de Strasbourg, une infinité de bourgs et de villages, la cathédrale de Strasbourg au loin, et cet horizon, qui embrasse une vingtaine de lieues, est bordé par l'azur foncé de la chaîne de la Forêt-Noire. C'est un des spectacles les plus grandioses des environs du bain de Soultz. Arrivé sur le plateau, après avoir traversé Dahlenheim, le même spectacle se présente sous un point de vue nouveau. De là, toujours en restant sur un bon chemin, on descend, en prenant à droite, dans un frais vallon, qui ramène le promeneur sur le chemin qu'il avait pris pour arriver à Scharrachbergheim. Le point où les deux chemins se rencontrent n'est plus éloigné de l'établissement que d'une dizaine de minutes, mais il importe, pour s'éviter un grand détour, de prendre à gauche à l'intersection des deux chemins, faute de quoi on arriverait sur la grande route, et on rentrerait en passant par le bourg de Soulz-les-Bains.

Désire-t-on ne faire qu'une petite promenade, tout en se procurant l'admirable point de vue dont il vient d'être parlé, on ne poussera pas jusqu'à Scharrachbergheim, mais on prendra de suite le chemin qui conduit à travers le vallon situé entre le Scharrach et la première montagne que l'on rencontre en sortant de l'établissement (*Mayblümelberg*, montagne des muguets), comme il vient d'être dit au commencement de cette promenade, et dans vingt minutes on se trouvera sur le plateau de Dahlenheim.

Le Scharrach[1]. La colline très-considérable que le promeneur aura contourné en suivant les indications fournies dans la promenade que nous venons de décrire, peut elle-même aussi devenir un but de promenade.

Elle réunit sur un seul point toutes les beautés dont le promeneur ne peut jouir que d'une manière fractionnée dans presque toutes ses autres excursions.

Mais c'est une ascension qui demande des précautions, et qui pourra plutôt être faite par les personnes bien portantes qui accompagnent les baigneurs, que par les baigneurs eux-mêmes.

Le sommet du Scharrach est occupé par des restes d'ouvrages en terre qui y ont été exécutés pendant la guerre de trente ans. Mais, comme cette colline est une des limites qui séparent le bassin de Soultz et son climat plus doux de la plaine moins favorisée, il y règne presque

---

[1] Le Scharrach, dont la hauteur de 316 mètres domine toutes les collines voisines, consiste en une calotte de cailloux roulés et en poudingues grossiers qui reposent sur le calcaire oolithique. DAUBRÉE, *op. cit.*, p. 205.

constamment un air excessivement vif. Le contraste de cet air avec celui qu'on vient de quitter dans la vallée est donc excessivement sensible, surtout quand on a gravi le sommet par les sentiers un peu abruptes et exposés au soleil du vallon qui mène à Dahlenheim. La pente nord-est du côteau est bien plus douce, mais elle exige un grand détour par Scharrachbergheim.

Du reste, la vue est magnifique et embrasse un espace immense de pays.

L'étymologie du nom de Scharrach est assez obscure et tente le curieux, d'autant plus que ce nom n'a pas de signification dans l'idiome alsacien. Il a semblé à SCHOEPFLIN[1] qu'il pouvait être un souvenir de la peuplade des Caracates, citée par Tacite[2] comme ayant fourni, avec les Triboques et les Vangions, des troupes à Tutor et aux Tréviriens. On n'a aucune donnée ultérieure sur la demeure de ces peuples, et D'ANVILLE[3] ne se hasarde à les placer au-dessous des Vangions et autour de Mayence, que parce qu'on ne sait pas positivement quel est le peuple qui occupait ces contrées.

Une tradition veut qu'au septième siècle, lorsque les bandes d'Attila ravagèrent les pays d'Allemagne et de France, les habitants de l'Alsace, poussés à bout et organisés en partisans, firent une guerre d'outrance à leurs sauvages envahisseurs. Un jour ils surprirent une troupe de sept à huit cents hommes dans les environs de Kirchheim, et les attaquèrent avec tant de fureur, qu'ils les forcèrent à se refugier sur un mamelon élevé des environs. Là les Huns furent cernés et exterminés jusqu'au dernier,

---

[1] SCHOEPFLIN, *Alsatia illustrata*, trad. par Ravenez, t. III, p. 79.
[2] *Hist.*, t. IV, chap. LXX.
[3] *Notice des Gaules*. Mot *Caracates*.

expiant ainsi les maux affreux qu'ils faisaient souffrir au pays envahi. C'est en mémoire de ce fait que le mamelon reçut le nom de *Schaar-Rach*, des mots allemands *Schaar*, troupe, et *Rache*, vengeance.

Cette étymologie, comme on voit, offre peut-être encore moins de garantie que celle de Schœpflin.

Avolsheim, Dom Petri, Wolxheim. En sortant de Soultzbad par l'entrée septentrionale et en se dirigeant à droite vers l'est, on arrive, après quelques pas, à l'origine du canal Vauban ou canal de la Bruche. Ce canal fut creusé après la réunion de Strasbourg à la France, pour y amener les matériaux dont furent construits la citadelle et les ouvrages avancés de la ville.

On franchit le canal, et en longeant sa rive droite on arrive à un pont garni de vannes mobiles destinées à laisser échapper le superflu des eaux du bras de la Bruche qui a été détourné en cet endroit pour alimenter le canal concurremment avec la Mossig. Lorsque la Bruche est haute, elle forme en ce point des cascades artificielles d'un charmant effet. En traversant ce pont, ainsi qu'un autre qui lui fait suite, on arrive, toujours en longeant le même bras de la Bruche, au village d'Avolsheim, qui possède dans la chapelle de Saint-Ulric un petit édifice ne présentant plus grand chose de remarquable dans son état actuel, mais qui mérite d'arrêter un moment l'attention de l'ami des monuments antiques. Il est très-probable que cette construction a encore été élevée pour le culte païen, et qu'elle a été transformée plus tard en chapelle chrétienne et surmontée d'une tour octogone, très-ancienne aujourd'hui (douzième siècle), mais pourtant beaucoup plus moderne que le reste de l'édifice[1].

---

[1] SCHŒPFLIN, *Alsatia illustrata*, trad. par Ravenez, t. III, p. 125,

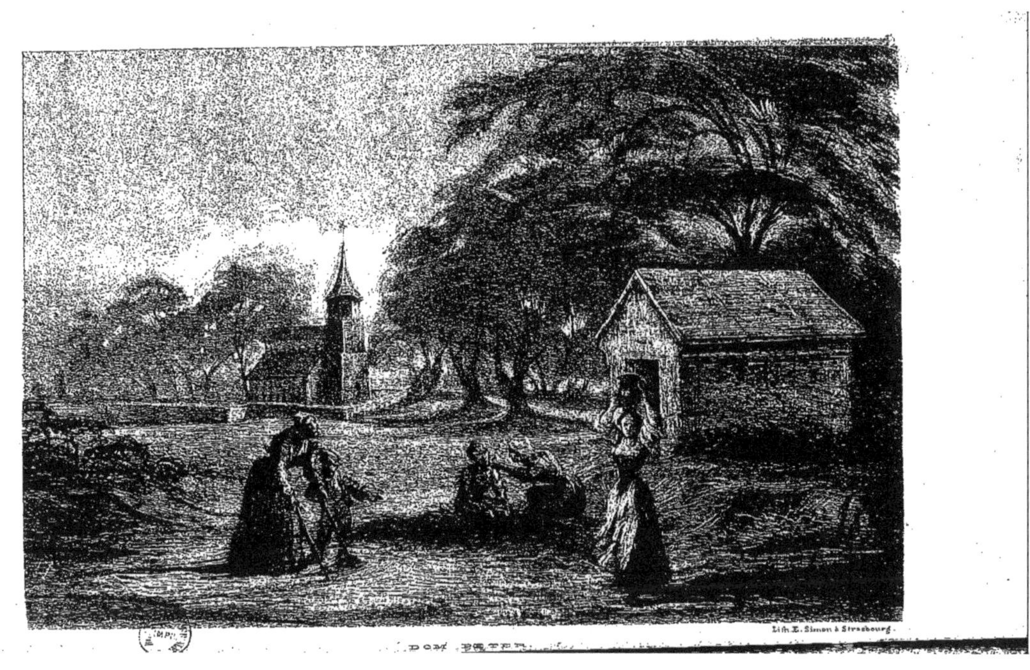

Lith. E. Simon à Strasbourg.

DOM PETER.

Tout près du village, et lui servant d'église paroissiale, se trouve une ancienne basilique, connue sous le nom de Dom-Peter, *Domus Petri*, et qui est incontestablement l'église la plus ancienne de l'Alsace.

D'après les chroniqueurs, elle fut fondée par saint Materne, qui vint prêcher la vraie foi dans ces contrées, non pas soixante-quatre ans après Jésus-Christ, comme ils le prétendent, mais, comme des écrivains plus éclairés l'ont démontré depuis, à la fin du troisième siècle ou au commencement du quatrième[1]. Cet édifice a été certainement réédifié plusieurs fois d'une manière plus ou moins complète, mais ses plus importantes constructions doivent remonter, d'après SCHOEPFLIN, au septième siècle ou au commencement du huitième siècle, d'après d'autres, au neuvième seulement. C'est de cette époque que doivent dater le plan général, ainsi que quelques parties de l'édifice tels qu'ils nous sont parvenus[2]. Du nombre des dernières sont certainement les sculptures qui dans l'intention de leurs auteurs devaient décorer la porte principale sous le porche, les linteaux des deux petites portes latérales, ainsi que les pilastres qui originairement supportaient l'arc séparant le sanctuaire de la nef.

La tour élevée devant la façade occidentale et surmontant le porche, a été fort endommagée par le feu du ciel en 1766, et dut alors être démolie. Elle était de style roman-byzantin, à en juger par un dessin d'A. Silbermann qui se trouve dans les collections d'un de nos savants antiquaires alsaciens et qui est mentionné par SCHOEPFLIN.

---

[1] GRANDIDIER, *Histoire de l'Église de Strasbourg*, diss. II. — HUNCKLER, *Histoire des saints d'Alsace*.

[2] *Notice sur l'ancienne Église d'Avolsheim*, par REINER fils. — Strasbourg, 1827.

La tour actuelle fut construite en 1767, sauf le rez-de-chaussée qui probablement n'avait pas souffert. Les matériaux qui ont servi à élever cette partie inférieure, paraissent provenir des débris d'un édifice important, d'une construction bien antérieure. L'une de ces pierres de taille, qui sans doute provenait de la démolition d'une partie des murs de la primitive église, présente encore les restes d'une inscription placée en sens renversé. On y lit le mot DOMVS en caractères romains usités à l'époque dont nous parlions ci-dessus. C'est autour de cette église que Turenne avait établi son camp lors du siége, du bombardement et de la prise de Dachstein, en 1675.

Cet intéressant édifice, qui exigeait d'urgentes réparations il y a une trentaine d'années, tomba malheureusement alors entre des mains plus zélées qu'intelligentes, et des mutilations regrettables, ainsi que quelques additions absurdes lui enlevèrent le vénérable cachet que lui imprimait sa haute antiquité.

De magnifiques arbres entourent l'église et ombragent un petit édifice en pierre situé tout près et recouvrant une source appelée *Fontaine de Sainte-Pétronelle*, à laquelle on attribuait autrefois des vertus spéciales contre les maladies des yeux. Le peuple des environs racontait jadis que cette sainte, fille de saint Pierre lui-même, avait été ensevelie après sa mort dans un sarcophage conservé dans le chœur de l'église. Mais ce sarcophage, déposé depuis longtemps à la bibliothèque de Strasbourg, renfermait les restes d'une dame romaine du nom de *Terentia Augustula*, à laquelle son mari *Justus Justinus* et ses deux enfants *Justius Oceanus* et *Florida* érigèrent le monument. Elle était positivement païenne, ce qui est prouvé par l'inscription existante sur le sarcophage qui commence par la conjonction ET et prouve par là que les sigles D M.

Diis Manibus précédaient l'inscription. Ces sigles ont disparu avec le couvercle[1].

En quittant cette antique basilique, on peut retourner par le même chemin, ou bien passer le pont d'Avolsheim et revenir par la belle et ombrageuse allée de noyers qui n'est autre chose que la grande route. Désire-t-on, au contraire, prolonger la promenade en plaine, on se dirige vers l'est pour retourner par Wolxheim. A moitié chemin entre ce village et l'église de Dom-Peter, on trouve une chapelle gardée par une espèce d'anachorète. Cette chapelle a été érigée au dix-septième siècle en l'honneur de Dieu le Père et de Dieu le Fils, ainsi que nous l'apprennent deux inscriptions votives murées au-dessus de la porte d'entrée. Aujourd'hui elle s'appelle la chapelle de Sainte-Armude. Cette sainte ne figure pas au nombre des saints d'Alsace, ce qui nous fait supposer que son nom devra être orthographié Sainte-Armuth (Sainte-Pauvreté), personnification d'une des épreuves qui nous facilitent l'accès du paradis.

Après avoir dépassé cette chapelle, on revient au canal Vauban, et on rentre à Soulzbad en longeant la berge droite, chemin très-agréable.

Nous ne nous séparerons pas de Wolxheim sans mentionner encore deux points fort intéressants à visiter.

Le premier est la montagne dite *Horn* (Corne) qui domine Wolxheim et dont les flancs sont occupés par le vignoble si renommé de cette commune. C'est une des nombreuses traces du soulèvement du bassin de Soultz[2].

---

[1] SCHŒPFLIN, trad. cité, p. 121 et suiv.

[2] La colline de calcaire jurassique du Horn est terminée par une protubérance consistant en cailloux roulés. Ces cailloux consistent surtout en fragments arrondis du calcaire oolithique et du Muschelkalk;

Tandis qu'elle descend par une pente très-douce du côté de la plaine, elle présente un flanc assez escarpé du côté de la vallée. Son sommet fait découvrir sous un nouvel aspect cette contrée si pittoresque et si variée. C'est surtout l'entrée de la vallée de la Bruche, la ville de Molsheim et la montagne de Sainte-Odile qui du côté du midi et de l'ouest forment un tableau aussi ravissant que grandiose. On y arrive en prenant le premier chemin à droite en sortant de Wolxheim du côté de Soultzbad.

Le second point à visiter est le pèlerinage d'*Altbrunn*, au pied du versant septentrional de la montagne du Horn. On y est conduit par un chemin qui sort de Wolxheim en se dirigeant vers le nord-ouest, mais qui s'élève graduellement, au point de dominer bientôt la belle et vaste plaine du Rhin. Le but du pèlerinage est une chapelle dédiée à la sainte Vierge, près de laquelle se trouve une ferme, dernier reste des riches possessions de cette fondation religieuse, qui doit avoir existé, selon la tradition, déjà du temps des rois Dagobert et Pépin. Elle fut restaurée au quatorzième siècle, par l'évêque de Strasbourg Guillaume de Dietsch, comme nous l'apprend l'inscription suivante murée au côté méridional de l'église :

Von Gotes Geburt MCCC Jar
LXXX und VII gezelet gar.
In der Charwochen ward dis Kirchlein
Zu Ehren der reinen Kœnigin
Von Bischof Wilhelm von Dietsch erneuert
Vnd von gemeinen Almosen gesteuert
Maria Mutter reine Maget
Sie alle Gnad an dir behaget
So hülff vns Armen allen gleich
Zv Dir in das frohe Himmelreich.

---

un certain nombre d'entre eux sont formés de grès des Vosges; on en trouve, mais rarement, de nature granitique. Les plus gros galets

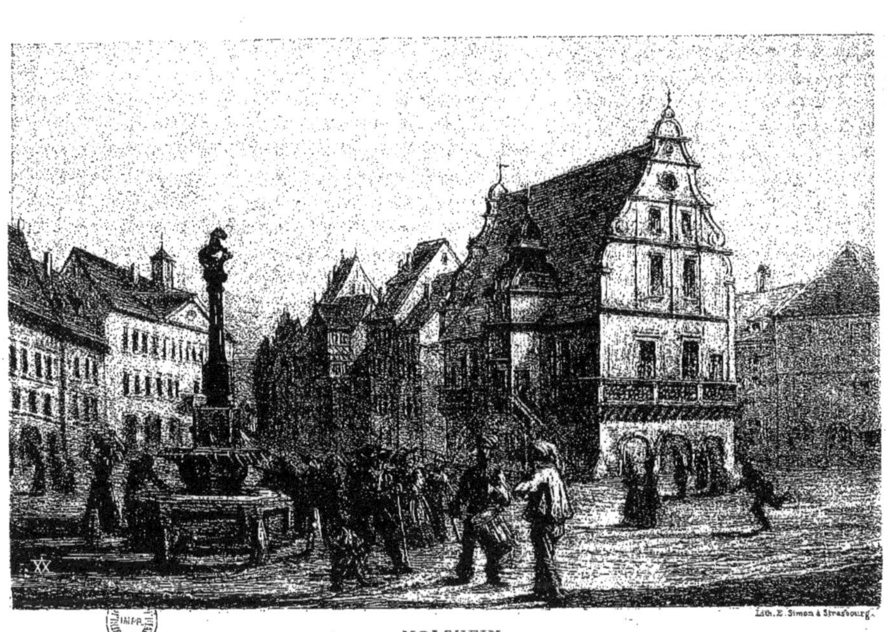

MOLSHEIM.

La promenade à Altbrunn est une de celles des environs de Soultzbad qui permettent de jouir le plus largement des rayons solaires. Aussi ne doit-elle être entreprise que par un temps couvert, ou par ceux des visiteurs du bain auxquels l'insolation est recommandée comme auxiliaire de leur traitement. De ce nombre sont certains rhumatisants et les malades qui se trouvent sous l'influence d'une dyscrasie scrofuleuse ou tuberculeuse, et auxquels on ne saurait assez recommander les paroles du Dr A. LATOUR : « L'insolation est une condition indispensable de la santé ; « sans elle l'homme, comme la plante, languit et s'étiole[1]. »

Molsheim. C'est une excursion toute prosaïque qui se fait sans peine et sans fatigue en suivant la belle route départementale sur un espace de 2700 mètres. La route domine presque partout la plaine, et offre de fort belles échappées de vue.

Cette petite ville, dont il est déjà question au dixième siècle, conserve encore ses fortifications du moyen âge et offre de nombreuses traces de son ancienne splendeur épiscopale. Outre un grand nombre de maisons aux pignons historiés du seizième et du dix-septième siècle, elle possède un charmant édifice de la même époque, son ancien Hôtel-de-Ville, restauré depuis peu avec intelligence et goût.

Mais le monument le plus intéressant de cette ville est sa belle et vaste église, construite au quinzième siècle

---

appartiennent au calcaire jurassique, c'est-à-dire à la roche sous-jacente ; leur diamètre atteint 40 centimètres ; ceux de Muschelkalk sont beaucoup moindres. Les cailloux dont il s'agit sont tantôt incohérents, tantôt cimentés par du carbonate de chaux et plus rarement par de l'hydroxide de fer. — DAUBRÉE, *op. cit.*, p. 205.

[1] *Union médicale* 1856, nº 115.

par l'évêque Jean de Manderscheid, encore dans le style ogival que la vallée du Rhin n'abandonna qu'à regret et plus tard que d'autres pays[1]. C'est une église gothique avec l'ornementation de la Renaissance.

L'importante fabrique de grosse quincaillerie de MM. Coulaux frères mérite d'être visitée.

Les visiteurs qui désirent voir Molsheim dans un moment de grande animation, feront bien de s'y rendre le lundi matin, jour où il s'y tient un important marché. Ils y remarqueront entre autres une grande variété de costumes féminins de la campagne.

Mutzig. En sortant par la porte occidentale de Molsheim et en se dirigeant immédiatement à gauche, on s'approche de la petite ville de Mutzig, dont il est déjà question dans des documents du dixième siècle, par le chemin dit du *Stierkopf* (tête du taureau), qui paraît avoir emprunté ce nom à une grossière sculpture pratiquée sur le mur de revêtement d'un vignoble. Ce chemin, long tout au plus de trois kilomètres, est incontestablement, par les points de vue qu'il offre, un des plus beaux de ce beau pays. C'est l'entrée de la magnifique vallée de la Bruche qui se déploie au regard. La route domine le fond de la vallée, dans laquelle la Bruche roule ses flots argentés, et rien n'empêche la jouissance du magnifique panorama que l'on a devant les yeux.

Mutzig possède la célèbre manufacture impériale d'armes à feu qui, sous la direction du corps de l'artillerie, pourvoit toute l'armée française et lui fournit surtout ces redoutables armes de précision qui se sont tant fait re-

---

[1] De Caumont, *Abécédaire ou Rudiment d'archéologie* (Architecture religieuse), p. 588.

marquer dans la dernière guerre. Cet établissement intéressant mériterait seul d'être le but d'une excursion.

L'église de Mutzig vaut également la peine d'être visitée par les amateurs d'archéologie. Elle paraît dater des premières années du douzième siècle.

Mutzig s'est acquis depuis quelques temps la réputation de fabriquer de l'excellente bière.

Finkenhof. C'est une ferme située sur la montagne dite Finkenberg, dont le vignoble jouit d'un grand renom. La ferme domine au loin la plaine, qui de ce point se présente sous un nouvel aspect. Une montée peu longue conduit de la ferme sur le plateau du Finkenberg, d'où l'on peut retourner à Soultzbad par différents chemins, qui tous ramènent sur la grande route. C'est de ce plateau que l'on découvre le mieux le bassin dans lequel est situé le bain.

Kaltenbrunn. En traversant le village de Soultz-les-Bains et prenant à gauche pour passer devant l'église, on entre dans un vallon un peu monotone d'abord, et qui sépare la montagne de Soultz de la montagne dite Josselberg. Le chemin, qui reste au fond de la vallée, conduit à une ferme située au bout, sur le versant du col qui réunit les deux montagnes. En laissant la ferme à sa droite, on se trouve sur la route de Mutzig, et le point culminant de ce chemin récompense par une vue magnifique sur la vallée de la Bruche la peine, légère du reste, que l'on a prise pour monter.

Si l'on veut éviter la ferme, on prend en sortant du village le chemin qui longe en montant la montagne de Soultz (sur la droite). On arrive alors, au bout d'une trentaine de minutes, à une espèce de col qui conduit sur le versant nord-ouest de la montagne, et où se trouve une croix en pierre brisée et portant le millésime de 1499. On peut, du reste, se rendre de la ferme à ce même col, en se dirigeant vers le nord. Sur ce plateau on jouit d'une vue très-différente par son caractère de tout ce que nous avons décrit jusqu'ici. On a à ses pieds le bassin où se trouvent les villages de Bergbieten, Flexbourg et Ballbronn. Au loin on aperçoit vers le nord le bourg considérable de Westhoffen, le tout dominé par le Schneeberg et la sombre forêt dite Ellmersforst. Ce paysage est beaucoup plus sévère que ceux que nous connaissons déjà, mais il est grandiose et calme. En descendant cette montagne du côté nord, on arrive à Dangolsheim que nous avons mentionné plus haut (p. 53), et on rentre par Soultz-les-Bains.

Wangenmühl (moulin de Wangen). C'est une promenade déjà considérable (7 kilomètres), mais qui récompense la peine de la marche par une variété charmante de paysages. Elle se fait en suivant tout simplement la grande route qui se dirige vers le nord-ouest, en sortant du village de Soultz-les-Bains. La route est bordée sur toute sa longueur de magnifiques noyers, de sorte que l'ombre ne manque pas. Chaque kilomètre présente d'autres paysages, et ce bout de route est certainement un des plus pittoresques de toute l'Alsace. On peut se reposer au moulin de Wangen, et le promeneur fera très-bien de reprendre le même chemin pour rentrer, car il présente alors les mêmes paysages avec un fond différent. L'œil se délecte, l'esprit se réjouit, et tout l'organisme est pénétré de l'air pur et salutaire qui circule sur ces hauteurs, assez élevées pour dominer les beaux sites dont elles sont entourées, pas assez pour que leur atmosphère soit rude ou trop excitante pour des organes délicats.

C'est une des promenades les plus salutaires de toutes celles qui sont à la portée du bain de Soultz.

Ceux des promeneurs qui ne reculent pas devant une marche un peu plus prolongée, peuvent, après un temps d'arrêt au moulin de Wangen, donner un coup d'œil, à un kilomètre plus loin, aux rochers du Kronthal, d'un magnifique effet. Ces rochers, qui bordent une vallée de soulèvement ou de déchirement en termes de géologie, passent pour avoir fourni le grès des Vosges pour la construction de la cathédrale de Strasbourg[1].

Les amateurs de l'architecture militaire du moyen âge trouveront, à l'entrée du village de Wangen, à cinq minutes du moulin, une vieille porte surmontée d'une tour avec bretèche. Ce village avait au moyen âge la prétention d'être une ville ; il était entouré de murs et avait trois portes. Il doit tirer son nom des Vangions qui, avec d'autres peuplades germaines, avaient fait disparaître sur les bords du Rhin l'ancienne nationalité médiomatricienne ; Wangen aurait, dans ce cas, les mêmes fondateurs que la ville de Worms.

Promenade des plateaux. C'est un petit voyage à recommander aux marcheurs intrépides, et, quoique pouvant être allongé ou abrégé au gré du promeneur, il doit, pour offrir tout l'intérêt dont il est susceptible, ne pas exiger moins de trois à quatre heures.

Il doit être entrepris par un temps serein, afin que la

---

[1] C'est là l'opinion généralement accréditée, mais les hommes du métier savent parfaitement que les carrières du Kronthal ne fournissent que des moellons, mais point de pierres de taille. La carrière qui a fourni réellement les matériaux de construction de la cathédrale, est située à l'ouest de Wasselonne et porte de temps immémorial le nom de *Frauenhaus-Grube* (carrière de l'Œuvre-Notre-Dame).

vue étendue qu'il offre, ne soit gênée en rien par les ombres des nuages ou par des nébulosités.

Cette promenade a tout le charme de l'imprévu. En passant par le village de Soultz et en prenant le chemin, soit de Kaltenbrunn, soit de la Croix-de-Pierre (p. 67), on arrive sur la crête des montagnes qui dominent le bain de Soultz du côté du midi. La culture ne couvre pas entièrement ces hauteurs; elle s'arrête près du faîte qui reste couvert de bruyères. En suivant ce faîte et en se dirigeant vers le sud-est, on a, à sa gauche, le vallon dans lequel se trouve le Soultzbad, mais la vue s'étend au loin dans la plaine, par-dessus les côteaux qui bordent ce vallon au nord, et à droite, on a les cimes des Vosges qui, dans cette direction, apparaissent comme les vagues immobiles d'un océan pétrifié. Mais cette mer de grès, de porphyre et de granit n'a rien d'aride; sa surface, recouverte de terre végétale, est encore peuplée de magnifiques forêts. C'est une vue grandiose et sévère, mais qui n'a rien du caractère sauvage et décharné de certains sites des Pyrénées, des Cévennes, des Hautes et des Basses-Alpes.

Le chemin que l'on suit, souvent en l'absence de tout sentier, est en général accidenté, et alors il amuse par l'alternative des montées et des descentes. S'il devient parfois uni, sa propre monotonie est oubliée en face du panorama grandiose dont le promeneur est le centre.

De nombreux chemins qui descendent du flanc des montagnes que l'on parcourt, et qui se dirigent vers le bain de Soultz, permettent aux fatigués d'abréger la promenade dès qu'elle cesse d'avoir du charme pour eux; les persévérants descendent par la ferme du Finkenhof (voy. p. 67).

Cette promenade est un véritable bain d'air, dont les effets salutaires viennent puissamment en aide à ceux de l'eau minérale. Elle est à recommander à tous ceux dont les organes respiratoires ne défendent pas la fatigue modérée qu'elle occasionne. Certains états se trouvent même fort bien de sa répétition partielle ou totale.

Kirchheim et Marlenheim. Les promeneurs qui affectionnent les courses un peu prolongées, surtout s'ils possèdent quelque parcelle de la fibre archéologique, trouvent encore à satisfaire leur goût en entreprenant une excursion à Kirchheim. On y arrive en prenant le chemin de Scharrachbergheim (voy. p. 55), mais en continuant à remonter le cours de la Mossig, au lieu de prendre à droite quand on se trouve au pied dudit village. On arrive alors à Odratzheim que l'on traverse. Cet endroit est séparé de Kirchheim par une distance de 500 mètres, et Kirchheim lui-même est à 5 kilomètres du bain de Soultz.

Cette promenade n'offre pas beaucoup d'horizons étendus, sauf à la première moitié du chemin, où l'on découvre le bel amphithéâtre des montagnes qui précèdent le Schneeberg et le Donon, et dont nous avons déjà parlé (p. 55). Elle a un caractère tout à fait différent de celles qui viennent d'être indiquées ci-dessus; elle est, dans tous les cas, plus champêtre que romantique.

Kirchheim était jadis une importante *villa* romaine. Vers la fin du septième siècle, en 676, Dagobert II y possédait un somptueux palais. Cette résidence, détruite depuis au moins mille ans, n'a pourtant pas encore entièrement disparu de la surface du sol. Il existe encore aujourd'hui à l'intérieur de certaines habitations, dans des cours et des jardins, des restes de murs, appelés *murs des payens* (*Heidenmauern*) par les habitants. Ces restes sont remarquables par la solidité de leur appareillage. Ils sont surtout intéressants dans une des dernières maisons du côté de la Mossig[1].

A Kirchheim, on trouve difficilement à se restaurer; il y a bien un ou deux bouchons, mais ils sont tellement rustiques, qu'il devient difficile de les recommander. Il vaut donc mieux les éviter et s'en retourner par le même chemin.

Une particularité qu'il convient de noter ici, et qui prouverait la haute antiquité de quatre localités aux environs de Kirchheim, ce sont les noms de ces endroits empruntés aux quatre points cardinaux, en admettant Kirchheim pour centre. Ainsi nous trouvons au nord Nordheim, à l'ouest Westhoffen, à l'est Osthoffen et au sud Soultz, dont l'étymologie, du reste, peut être contestée.

Il paraîtrait qu'il existait du temps du château de Kirchheim des censes dans les quatre endroits désignés, et que l'on avait pris l'habitude de les désigner d'après leur situation. La haute antiquité d'Osthoffen est d'ailleurs prouvée par deux diplômes de l'abbaye de Honau, l'un de Charlemagne de l'année 778, et l'autre de Charles-le-Gros de l'année 884[2].

La même particularité se retrouve pour quatre autres localités du Bas-Rhin; nous voulons parler des quatre villages du canton d'Erstein nommés: Sundhausen, Nord-

---

[1] De solides constructions y portent tous les caractères d'une haute antiquité. On a découvert à Kirchheim des traces d'un bain, des cercueils peut-être mérovingiens. SCHŒPFLIN, trad. cit., t. I, p. 602.

BEATUS RHENANUS paraît de son temps y avoir vu des ruines encore bien considérables, car il dit en parlant de Kirchheim: «*Vix ullo* «*Elsatiæ loco majora antiquitatis extare vestigia. Prominent* «*adhuc, inter ruinas altissimi muri, turrium instar.*» *Rer. German.* Lib. III, p. 315.

[2] SCHŒPFLIN. *Alsat. illustrata*, p. 729, § 237.

hausen, Westhausen et Osthausen, et qui paraissent avoir dépendu de quelque établissement ecclésiastique.

Ne craint-on pas, au contraire, de prolonger la promenade, on peut passer jusqu'à Marlenheim et revenir par le moulin de Wangen et la route que nous avons décrite à la page 68. On a alors le choix de se rafraîchir à Marlenheim ou audit moulin.

Sauf les rafraîchissements, Marlenheim n'a plus rien à offrir aujourd'hui au touriste. Jadis *villa* romaine, résidence princière sous Childebert en 590, sous Clotaire, en 613, témoin de la répudiation de Theutberge, épouse de Clotaire, siége d'un Gynécée où les femmes légères faisaient pénitence d'après GRÉGOIRE DE TOURS[1], c'est une des plus antiques localités de France, mais qui ne peut plus montrer aujourd'hui la moindre trace de sa splendeur d'autrefois.

B. EXCURSIONS PLUS LONGUES QUI DOIVENT SE FAIRE EN VOITURE.

Sainte-Odile. Cette promenade est la plus intéressante parmi nos excursions plus considérables. Une belle route, aussi pittoresque que toutes celles que nous avons déjà étudiées, conduit par Molsheim et Obernai, berceau des maisons souveraines les plus anciennes de l'Europe centrale[2], à Ottrott, où on laisse la voiture pour gravir à

---

[1] Lib. IX, cap. 38.

[2] Les fils d'Atticus ou Étichon, duc d'Alsace, qui avait sa résidence à Obernai, Adelbert, Étichon II, Hugon, et d'après le manuscrit de Honau, Battichon ayant laissé une postérité d'où descendent, en ligne masculine, les maisons de Habsbourg, de Lorraine, de Bade, et en ligne féminine, par Adélaïde d'Alsace, femme de Robert-le-Fort, comte

pied la montagne qui a 767 mètres d'élévation. Le chemin traverse la forêt et conduit sur le plateau, où s'élève, depuis le septième siècle de notre ère, l'antique monastère de Hohenbourg (*Altitona*).

Des constructions primitives, de celles que déjà l'œil de l'illustre fondatrice avait contemplées, il ne reste peut-être rien, ou bien peu, car de nombreuses catastrophes sont venues, à travers la suite des siècles, ravager cette sainte fondation. Mais ce qui reste est assez précieux pour attirer l'ami des souvenirs du temps passé; et la nature, dans son éternelle jeunesse, a réuni tant d'attraits sur ce point, que l'esprit le plus positif ne peut s'empêcher de se féliciter d'y être venu.

Sombres forêts, rochers titaniques, sources limpides, ruines vénérables, horizons étendus, tout est réuni sur cette montagne merveilleuse.

Nous ne transcrirons pas ici la légende de sainte Odile, trop connue et surtout trop riche de faits pour être reproduite, nous nous bornons à dire que le père de cette sainte, Atticus ou Étichon, duc d'Alsace, plein de repentir sur sa vie passée et surtout sur le meurtre d'un fils qu'il avait mis à mort pour avoir voulu ramener sainte Odile, sa sœur, répudiée dès sa naissance par la barbarie du père, fit don à sa fille de son château d'Altitona et de vastes biens, que sainte Odile fonda en 680 le monastère de Hohenbourg sur l'emplacement de ce château, et l'acheva en 690. Elle en fut la première abbesse. L'empereur

---

d'Anjou, chef de la famille des Capétiens, la maison de Bourbon. — Voy. manuscrit de l'abbaye de Honau, concernant la descendance d'Attic; GRANDIDIER, pièces justificatives de l'*Histoire des évêques*, nº 45, t. I, et la traduction de SCHŒPFLIN par RAVENEZ, t. III, p. 547 et 565.

Frédéric Barberousse conféra, plus tard, aux abbesses de ce couvent la dignité de Princesses du Saint-Empire.

Cette sainte demeure a éprouvé une longue série de désastres. Elle fut détruite en 1045. Quatre années plus tard elle eut le même sort. Des incendies la ravagèrent en 1199, 1243 et en 1301. En 1473, une partie des constructions fut consumée par un incendie de la forêt. Les troupes de Charles-le-Téméraire la saccagèrent et la brûlèrent l'année d'après, 1474. Le dernier incendie, qui fut le plus considérable, survint en l'année 1546. Le monastère resta en ruines pendant cinquante-neuf ans. En 1609, on commença à le rebâtir. Les troupes de Mansfeld le détruisirent de nouveau de fond en comble en 1622. Il fut rebâti en 1630. Le 7 mai de l'année 1681, un nouvel incendie de la forêt détruisit le tout, excepté les anciennes chapelles. Le couvent actuel fut commencé avec les dons des fidèles, en l'année 1684; l'église en 1687, elle fut achevée en 1692 et consacrée en 1696[1].

On ne sait réellement s'il faut s'étonner plutôt de la fatalité qui s'acharna après cette fondation, ou admirer la persévérance de la piété des générations qui se suivirent pendant douze siècles, et qui ne consentirent jamais à ce que l'œuvre de la patronne de l'Alsace disparût sans laisser de traces.

Il reste bien peu d'objets d'un intérêt vraiment archéologique à Hohenbourg. Nous en exceptons, toutefois, la chapelle de la Croix, contemporaine de sainte Odile elle-même, avec les cercueils authentiques du duc d'Étichon et de son épouse Béreswinde, et le monument très-primitif, et malheureusement mutilé pendant la Terreur, qui

---

[1] *Beschreibung von Hohenburg, oder dem St.-Odilienberg, etc.*, von JOH. AND. SILBERMANN. Strasbourg 1781.

représente, d'un côté, le duc Étichon faisant donation à sainte Odile de son château d'Altitona pour fonder un monastère, de l'autre, l'image de saint Léger, évêque d'Autun et oncle de sainte Odile, et sur la face opposée, la sainte Vierge avec l'enfant Jésus. Aux pieds de la Vierge, se trouvent les images de l'illustre Herrade de Lansperg, qui s'est immortalisée par son *Hortus deliciarum*, précieux monument littéraire et artistique du douzième siècle, et de Relinde, toutes deux abbesses de Hohenbourg[1].

Le tombeau de sainte Odile, morte le 13 décembre 720, fut violé une première fois par une piété qu'on est presque tenté de qualifier de sacrilége. L'empereur Charles IV le fit ouvrir en 1354 et emporta une partie du bras droit de la sainte. La cupidité fit renouveler cette profanation plusieurs fois par des hordes de pillards dans les guerres qui désolèrent l'Alsace, et le fanatisme athéistique de la Terreur ne voulut point demeurer en reste avec ses devanciers. En 1793, les cendres de la sainte furent outragées pour la dernière fois. Le sarcophage dans lequel elles ont enfin trouvé un repos qui n'a plus été

---

[1] SCHŒPFLIN et, d'après lui, SILBERMANN présument que ce monument est contemporain de Herrade, c'est-à-dire de la fin du douzième siècle, mais SCHŒPFLIN admet qu'il est possible que les images d'Étichon et de sainte Odile aient été sculptées sur cette pierre d'après un monument plus ancien. Resterait à examiner si toutes les sculptures de cette pierre ont été exécutées à la même époque, ou bien si la face postérieure qui porte les images de la sainte Vierge et des deux abbesses n'a pas été ornée plus tard. Dans le premier cas, le monument ne remonterait qu'au douzième siècle; dans le second, il pourrait être contemporain de sainte Odile, et avoir par conséquent 600 années de plus. C'était, du reste, l'opinion que l'on avait de ce monument avant la découverte de la face postérieure en 1747. Voy. LAGUILLE, *Histoire d'Alsace*, p. 85.

troublé depuis l'année 1836[1], est de facture moderne, quoique portant une ornementation en style ogival pas plus élégante que correcte.

Nous citerons encore la chapelle des Larmes, rétablie récemment, dans laquelle sainte Odile doit avoir souvent et amèrement pleuré les méfaits de son père. Cette chapelle renferme le cercueil vide de l'abbesse Eugénie, qui succéda immédiatement à sainte Odile, et mourut en 775; la chapelle des Anges ou chapelle suspendue, placée à l'extrémité d'un rocher qui surplombe, et la fontaine de Sainte-Odile située sur le chemin qui conduit à Niedermünster.

Les restes de ce monastère, fondé également par sainte Odile en 700, se trouvent dans un vallon à mi-côte de la montagne. Ce vallon se dirige vers Saint-Nabor. Sainte Odile avait érigé près de là un hôpital, aujourd'hui disparu, et une chapelle dédiée à saint Nicolas, évêque de Myra. Cette chapelle est la seule construction qui ait résisté à tous les désastres qui se sont abattus sur ces lieux. Elle contient un double chœur voûté, comme la Sainte-Chapelle à Paris, et a été complétement restaurée dans ces derniers temps par M. E. Bœswilwald, architecte du gouvernement. Niedermünster est complétement ruiné depuis l'année 1572, où il fut incendié par le feu du ciel. L'évêque Jean de Manderscheid en fit enlever beaucoup de matériaux en l'année 1582 pour les fortifications de Benfeld.

Le plateau de la montagne de Sainte-Odile, très-vaste, présente, dans beaucoup d'endroits, des monceaux de blocs de grès vosgien; ces monceaux sont formés des parties les plus solides de ce grès qui atteignait primitive-

---

[1] V. *Le Guide du Pèlerin au mont Saint-Odile*, par N. Schir, vicaire général du diocèse de Strasbourg, p. 52.

ment (à l'époque géologique) un niveau supérieur, et dont les parties les moins solidement agglutinées ont été entraînées par les eaux. Ce plateau porte le nom de *Bloss*, terme allemand qui signifie dénudé. A son extrémité sud-sud-est se trouve un immense rocher désigné sous le nom de *Mennelstein*. Il domine le château de Landsperg, berceau de la savante et pieuse abbesse Herrade. Du haut de ce rocher, l'œil embrasse une immense étendue de pays, et si le ciel est serein, on y découvre plus de 300 villages, bourgs et hameaux, vingt villes, et dans le lointain, au midi, la chaîne des Alpes. Mais la vue des Alpes n'est possible que les jours de la plus grande transparence de l'atmosphère, tels que ceux qui précèdent la pluie. En se dirigeant du Mennelstein vers l'ouest, on arrive, toujours en suivant les bords du plateau marqués par un mur cyclopéen dont il va être question tout à l'heure, à un autre rocher coupé à pic appelé le *Schaftstein*. Ce rocher, de niveau avec le plateau, mais présentant du côté de la vallée un escarpement de près de 20 mètres, paraît avoir servi de base à quelque édifice militaire relié au mur de défense qui entourait ce plateau. De ce rocher, on aperçoit à ses pieds les ruines si bien conservées du château de *Hoh-Andlau*, propriété de M. le comte d'Andlau, général de division. Non loin de là, dans la direction sud-sud-ouest, se trouve un autre rocher placé en dehors de l'enceinte, espèce de monolithe aux quatre faces presque équarries, haut de près de dix mètres, d'une épaisseur de deux mètres à son sommet. Cette masse rocheuse porte le nom de *Wachtstein* (Roche des Gardes), ou *Wachtelstein*, et a probablement eu une destination religieuse d'abord et militaire ensuite [1].

[1] L. Levrault, *Sainte Odile et le Heidenmauer*, dans la *Revue d'Alsace*, 5e année.

Mais il est temps de nous occuper du monument le plus ancien de ces lieux, témoin muet, mais toujours encore éloquent, de la haute antiquité de l'époque à laquelle cette montagne était déjà devenue un point central et important dans l'existence des nations qui habitaient ces parages. Nous voulons parler des restes remarquables de fortifications gallo-romaines, appelées vulgairement *Heidenmauer*, *Mur des païens*, et dans une bulle de Léon IX, de l'année 1051, *Septa gentilis muri*. Ce mur, composé presque partout d'énormes blocs de grès vosgien, régulièrement, quoique grossièrement équarris, variant de grandeur, suivant leur degré d'assise, et ayant, les uns, jusqu'à près de deux mètres, les autres, pour la plupart, un mètre, tout au moins plus d'un demi mètre; leur hauteur ou épaisseur, égalant presque leur largeur, n'est nulle part moindre de 40 centimètres. Cette muraille, dont quelques parties sont presque entièrement détruites, n'offre aucune trace de ciment. Les pierres juxta-posées étaient liées par des tenons en bois de chêne en forme de double queue d'aronde. Cette gigantesque enceinte suit les escarpements des monts qu'elle couronne; son développement entier est de plus de 10,000 mètres, et dans certains endroits elle est double. Elle paraît avoir été érigée pour le culte et le gouvernement druidiques, et utilisée plus tard par les Romains qui l'approprièrent à la défense du pays. Près du *Wachtstein*, en dehors de l'enceinte, se trouvent des rochers disposés par la main de l'homme et dans lesquels il est impossible de ne pas reconnaître des traces évidentes de l'architecture primitive des Druides.

Cette enceinte est coupée en plusieurs endroits par des routes pavées d'énormes blocs de pierre, dont l'une commence près d'Ottrott et l'autre du côté de Barr, et qui sont d'anciennes voies gallo-romaines.

Nous croyons devoir ajouter ici que, grâce aux efforts et aux soins du vénérable prélat qui occupe le siége épiscopal de Strasbourg, les sanctuaires de Sainte-Odile ont été rendus récemment au culte, que l'ordre et la dignité règnent aujourd'hui dans cette maison trop longtemps le théâtre d'ignobles spéculations.

Une modeste hôtellerie reçoit le pèlerin comme le touriste qui a besoin de restaurer ses forces, et offre même un gîte convenable à celui qui désire passer une ou plusieurs nuits sur la montagne.

Indépendamment des curiosités archéologiques que nous avons déjà mentionnées, un séjour à Sainte-Odile permet de visiter, en deux ou trois jours, les châteaux ruinés de Dreystein, de Kagenfels, de Waldsperg, de Birkenfels, de Landsperg, d'Andlau, de Spesbourg, les ruines de l'abbaye de Truttenhausen, la fortification romaine du Kœpfel.

Rosheim et Klingenthal. Rosheim, à 9 kilomètres du bain de Soultz, est une antique cité, dont il est déjà fait mention dans la charte de Fulde en 778. Elle possède la perle des églises de style roman-byzantin de toute la vallée du Rhin[1]. Cet édifice, d'une élégance exceptionnelle

---

[1] ...L'ancienne église de Rosheim.... sans contredit la merveille des basiliques romanes de l'Alsace, et peut-être même des basiliques de France et de l'Allemagne.

De savants archéologues, qui ont fait une étude approfondie des monuments des deux pays, nous ont assuré n'avoir trouvé nulle part un monument roman qui, sous le rapport de la pureté du style et sous celui de l'élégance et de la beauté des formes, puisse être placé au-dessus de l'église de Rosheim. Cette merveille de l'art en Alsace mériterait d'être connue davantage....

Voy. *L'église de Saint-Thomas à Strasbourg et ses monuments*, etc, par L. SCHNÉEGANS; Strasbourg 1842; p. 168.

dans son ensemble et dans ses détails, ressemble si peu à tous les édifices contemporains des pays rhénans, que l'on peut admettre, sans crainte de se tromper, qu'il a été conçu et exécuté par des artistes venus de l'Orient, ou du moins de l'Italie. L'église est dédiée à saint Pierre et à saint Paul.

La ville est encore entourée de ses murs et flanquée de ses tours du moyen âge. Elle a traversé plusieurs catastrophes terribles, le fer et le feu la ravagèrent en 1132, 1385, 1444 et 1622.

Il existe tout près de Rosheim un établissement de bains d'une source légèrement minéralisée, qui, en ce moment, n'est pas encore ouvert, mais qui paraît devoir l'être sous peu, à en juger par les travaux considérables qui y ont été faits. Dès que cette ouverture aura eu lieu, l'établissement deviendra un agréable but d'excursion pour les visiteurs de Soultzbad et réciproquement.

Le promeneur qui désire visiter les importantes manufactures d'armes blanches et de faux de MM. Coulaux frères à Klingenthal, passe par l'antique village de Bœrsch, jadis *Birsa*, qui doit dériver son nom de Bereswinde, mère de sainte Odile, pour entrer dans une des vallées les plus pittoresques des Vosges, traversée par un ruisseau nommé *Ehn*.

La manufacture d'armes blanches, qui fut fondée en 1730 à Klingenthal, sous la direction de l'artillerie, fut transférée, en 1836, à Châtellerault. Mais l'artillerie a fait de nombreuses commandes à l'industrie privée dans la première localité, et dans ces derniers temps il y a été fabriqué de grandes quantités de sabres-baïonnettes; la trempe de Klingenthal n'ayant jamais pu être égalée par celle de Chatellerault.

Il y a plusieurs châteaux en ruines à Klingenthal. Ce

sont Rathsamhausen, Lützelbourg et Kagenfels, Frankenbourg, Heidenschloss. La visite des deux premiers surtout offre beaucoup d'intérêt.

Ruines de Girbaden. Cette excursion, très-intéressante, ne doit pas se faire sans que l'on se munisse de provisions de bouche, à moins que l'on ne préfère commander le dîner à Mutzig pour le retour. Il sera bon de prendre un déjeuner un peu substantiel avant de se mettre en route. On passe par Mutzig et Gresswiller pour se rendre à Mollkirch, à 10 ou 11 kilomètres du Soultzbad. Là on quitte la voiture et on gravit la montagne, en se faisant accompagner d'un guide et de porteurs des provisions. Il y a 2 kilomètres de chemin à faire à pied.

Ici tout est romantique. La position de Mollkirch dans la sauvage vallée de la Magel, l'imposante ruine située sur une montagne de grès des Vosges et dominant au loin la vallée de la Bruche, la vallée de Klingenthal et la vallée de la Magel. Il faudrait être bien peu ami de la nature grandiose des montagnes pour regretter la peine d'être venu et se plaindre de l'irrégularité obligée du dîner de ce jour.

Les ruines de Girbaden sont, après celles de Hoh-Kœnigsbourg, les plus considérables de toute la chaîne des Vosges. L'origine de ce château remonte incontestablement à l'époque romaine, et il doit avoir constitué alors une partie essentielle du système de fortifications qui couronnait ces hauteurs [1].

---

[1] Depuis le premier quart du treizième siècle, Girbaden fut successivement inféodé par les évêques de Strasbourg à plusieurs nobles familles alsaciennes. En 1240 son burgrave était un chevalier du nom Werlin de Baldeburnen (Ballbronn), et il est probable qu'il prit, lui ou ses héritiers, le nom du château, car un titre de 1262 porte mention

Il existe là une chapelle dédiée à saint Valentin qui attire beaucoup de pèlerins, surtout en temps d'épizootie.

Nieder-Haslach et la cascade de Nideck. Cette excursion fournit à l'amateur l'occasion de pénétrer au sein des montagnes dont jusqu'ici nous lui avons montré les cimes et le versant oriental, et dont la promenade à Sainte-Odile, à Klingenthal et à la ruine de Girbaden ont pu lui faire prendre l'avant-goût.

Elle doit se faire le matin après le déjeuner, et exige la journée entière. On passe, en contournant Molsheim, par le beau chemin du Stierkopf que nous connaissons (voy. p. 66), et on traverse Mutzig, sans s'arrêter, pour remonter le cours de la Bruche pendant l'espace d'à peu près 7 kilomètres.

On a l'occasion, pendant ce trajet, surtout s'il se fait

---

d'une famille de Girbaden, et la *Chronique* de Bernard Hertzog la mentionne et donne son écusson, d'argent au lion de gueules. A partir de 1477, le fief resta aux Rathsamhausen-zum-Stein (de la Roche), qui le possédèrent jusqu'à l'extinction de leur famille au dix-septième siècle. Pendant cette longue possession, elle sut en conserver l'honneur intact et contre les Armagnacs et contre les bourgeois de Strasbourg, et contre les paysans révoltés de 1525, et contre les troupes de Mansfeld et finalement contre les Suédois. Ce fut le dernier assaut que la forteresse des Romains, des héritiers d'Étichon, des Hohenstaufen, des évêques féodaux de Strasbourg, eut la gloire de repousser. Bientôt après, à l'extinction de la maison de Rathsamhausen-zum-Stein, elle fut donnée par le roi de France Louis XIII au maréchal-des-logis de ses armées Louis de Chamlay. Peu après les traités de Westphalie, les murs de défense furent démantelés par les troupes françaises au moyen de la mine. Voy. L. Levrault, *La vallée de la Bruche, Haslach, Girbaden, Niedeck et le Donon.* Voy. *Revue d'Alsace,* 3e année.

en voiture découverte, de jouir de toutes les beautés de la première moitié de la vallée de la Bruche[1].

Le chemin, passant par intervalles au pied de magnifiques rochers de grès des Vosges et de belles forêts, conduit à travers le village de Dinsheim, contourne la montagne couronnée par l'antique village de Heiligenberg, *Arlegis-Bergo* dans les diplômes de Charlemagne et de Louis-le-Débonnaire, et quitte ensuite la vallée de la Bruche, en se jetant vers le nord dans la vallée de la Hasel.

Bientôt on entre à Nieder-Haslach, et on fait bien de se restaurer avant d'entreprendre l'excursion à la cascade de Niedeck, éloignée encore de 6 à 7 kilomètres. Dans tous les cas, on commande le dîner pour le retour.

L'église de Nieder-Haslach mérite un examen attentif, soit avant, soit après la promenade des cascades. Classée par le gouvernement au nombre des monuments historiques, elle a été l'objet depuis plusieurs années d'importantes restaurations, dirigées, avec autant de science que de goût, par M. E. Bœswilwald, architecte du gouvernement, inspecteur des monuments historiques.

Elle est placée sous l'invocation de saint Florent, son fondateur, vingtième évêque de Strasbourg, qui reçut de

---

[1] Cette belle vallée de la Bruche, qui se déroule l'espace de cinq lieues entre Schirmeck et Mutzig, a été pendant quelques siècles le plus précieux joyau de la couronne féodale des anciens évêques de Strasbourg. Entre toutes leurs possessions, elle se montrait la plus compacte, la plus coquette à la fois et la plus forte, la mieux défendue par la nature et par l'art; couverte au levant par le château et la ville de Mutzig, au couchant par le château et la ville de Schirmeck, au midi par une chaîne de hautes montagnes et le château de Girbaden, au nord enfin, par des montagnes plus hautes encore et par les trois châteaux de Ringelstein, de Hohenstein, de Nideck. L. Levrault, *loc. cit.*

Dagobert les territoires de cette vallée, après avoir ramené au salut sa fille Bathilde, et qui fonda en cet endroit une abbaye. Une charte de l'évêque Othon IV de Hohenstaufen, de l'année 1096, prouve qu'à cette époque déjà elle était devenue maison de chanoines ou collégiale. Différentes catastrophes dévastèrent les bâtiments de l'abbaye et l'église. L'église actuelle date de cette période monumentale qui, du milieu du douzième siècle jusque vers la fin du treizième, marque la transition de l'art roman à l'art ogival. Commencée, suivant M. SCHWEIGHÆUSER[1], en 1274, dévorée par un incendie en 1287[2], et recommencée en 1294, sous la direction d'un fils d'Erwin de Steinbach[3] (architecte de la cathédrale de Strasbourg), elle aurait été achevée en 1385.

Les bas-reliefs du tympan de l'ogive de la porte principale représentent les miracles opérés par saint Florent, miracles reproduits sur les magnifiques vitraux du quatorzième siècle, qui font l'admiration de tous les connaisseurs. Il existe, en outre, un Saint-Sépulcre de cette dernière époque, malheureusement défiguré par une épouvantable peinture à l'huile; et au côté nord de l'église, un Christ à la montagne des Oliviers, œuvre d'un artiste distingué du moyen âge.

---

[1] *Antiquités de la basse Alsace*, p. 93.

[2] Le souvenir de cette catastrophe a été perpétué par une inscription restée incomplète et gravée sur un des contreforts du chœur : ANNO. DNI. M. CCLXXX. VII. IIII. NONAS. IVNII. CONBV —. La même catastrophe est mentionnée dans deux chartes, l'une de l'évêque Conrad de Lichtenberg, datée de 1295, l'autre de son frère et successeur Frédéric, de l'année 1300, jour des apôtres saint Pierre et saint Paul. (Voy. *L'église de Niederhaslach*, par L. SPACH, dans l'*Annuaire du département du Bas-Rhin*, 1854.)

[3] La dalle tumulaire de cet artiste a été scellée dans le mur du cimetière attenant à l'église par les soins de M. BOESWILWALD.

N'oublions pas de mentionner un bas-relief encadré dans le mur extérieur de l'auberge du Tilleul et représentant saint Florent en costume sacerdotal, bas-relief qui est bien certainement une des sculptures les plus anciennes de tous ces parages, bien plus ancienne positivement que la date qui y a été inscrite dans ces derniers temps.

Le chemin de la cascade traverse Ober-Haslach, près duquel, au pied d'une montagne dite Ringelberg, se trouvait la cellule de saint Florent qu'il avait construite à son arrivée d'Irlande. Le chemin suit toujours le cours de la Hasel jusqu'à une scierie, où l'on quitte la voiture pour se diriger, à droite, dans un étroit vallon tout sauvage et tout boisé. Le sentier, tracé récemment par les soins de l'administration forestière, nous conduit, sans peine et sans danger, à un mur perpendiculaire de rochers de porphyre noirâtre, couronné par le donjon du château de Nideck, du pied duquel semble sortir la colonne d'eau diamantée et irisée qui forme la cascade.

« Nideck est, sans contredit, un des sites les plus pitto-
« resques des Vosges. Son effet est d'autant plus saisissant,
« que cette gorge a conservé toute la physionomie sau-
« vage, tout le sombre aspect, toute l'horreur poétique
« que l'imagination désire volontiers en pareils lieux. Les
« sapins semblent s'y dresser plus hauts et plus élancés
« qu'ailleurs au-dessus de la corniche du roc nu et noir;
« on dirait des squelettes debout autour d'une tour mau-
« dite sur ce mausolée de porphyre[1]. »

Ce qui contribue à augmenter encore le sombre effet de cette gorge sauvage, c'est l'aspect chaotique que présente la pente de la paroi droite, seul chemin pour atteindre de ce point les ruines du château. C'est un amas de débris de

---

[1] L. Levrault, *loc. cit.*, p. 391.

rochers laissés là par quelque éboulement, ou entraînés par la violence des eaux après quelque grand cataclysme. Quelques rares arbustes ont pris racine dans ce terrain mouvant.

Le château de Nideck appartient, par ses ruines actuelles, aux douzième, treizième et quatorzième siècles. Il fut assiégé, en 1448, par les troupes de la République de Strasbourg, et sauvé alors par une capitulation. Quelques années plus tard, il fut pris par Louis de Lichtenberg, et enfin abandonné au commencement du dix-septième siècle.

Il y a plusieurs cascades dans ces environs. Derrière Ober-Haslach, en prenant à droite, dans la gorge de Sultzbach; en prenant à gauche, dans le ravin appelé Kappel-Brunn; et puis au fond de la vallée de Günsbourg, en suivant la belle route qui passe devant la scierie de Nideck, à peu près à 3 kilomètres de ce point, mais elles ne peuvent se comparer à celle de Nideck.

Pour le retour, on peut prendre la nouvelle route qui conduit entre Nieder et Oberhaslach vers Ballbronn et Flexbourg, mais elle est plus longue que celle de la vallée de la Bruche.

Fuchsloch, Freudeneck, Wangenbourg. Presque toutes nos excursions jusqu'ici se sont faites dans la direction du sud. Cette fois, nous dirigerons nos pas vers le nord, et nous pénétrerons au sein des Vosges, dans un endroit où elles se révéleront à nous sous un aspect tout nouveau. La belle route que nous connaissons par notre excursion au moulin de Wangen (voy. p. 68), nous conduira, à travers le Kronthal (voy. p. 69), à Wasselonne, et de là, en remontant le cours de la Mossig par Romanswiller, dans un sauvage vallon appelé *Fuchsloch* (Trou aux renards). De là, un excellent chemin se dirige, par la forêt de Freudeneck, sur Wangenbourg. Il y a peu de contrées dans les

Vosges qui puissent être comparées à cette vallée, dont le caractère est tout à fait alpestre. Ce sont des sites réellement sauvages et romantiques. Près de Wangenbourg se trouvent les belles et intéressantes ruines du château du même nom, propriété de la famille de Wangen de Geroldseck, qui s'est perpétuée jusqu'à nos jours. A 3 kilomètres, dans la forêt de Freudeneck, on rencontre une autre ruine, autrefois propriété de la noble famille de Bock. Presque tous les sommets des montagnes qui forment ces sombres défilés sont garnis de ruines et d'antiques fortifications, sans aucun doute, d'origine romaine, et destinées à défendre les approches de l'étroite vallée creusée par la Mossig.

Les marcheurs intrépides se trouvent grandement exposés à une double tentation à Wangenbourg. La première est l'ascension du Schneeberg, antique siége du culte druidique en Alsace, et offrant une vue des plus magnifiques, qui embrasse l'Alsace et la Lorraine. Du Schneeberg, on peut visiter le château de Nideck, descendre par un chemin, il est vrai très-incommode, mais non dangereux, en laissant la cascade à sa droite, et coucher à Niederhaslach, où l'on trouve toujours des occasions pour rentrer au bain de Soultz. Mais c'est un voyage fatigant, qui ne peut pas être conseillé à la majorité des personnes venues dans l'intérêt de leur santé. Il est vrai que ceux qui n'ont aucune raison pour en redouter les fatigues, se trouveront largement récompensés par l'intérêt et les beautés qu'il offre. La seconde est une excursion à Dabo, éloigné de Wangenbourg de 7 kilomètres, et présentant les Vosges dans leur aspect le plus sauvage. Dabo est renommé en outre par ses antiquités gallo-romaines.

Si nous avons donné quelque développement à la partie pittoresque de cette monographie, c'est que nous considérons le mouvement et la variété des promenades à travers ce beau pays comme une des parties intégrantes d'une saison au bain de Soultz, comme le magnifique complément de son appareil thérapeutique. L'esprit trouve à s'y occuper d'une manière attrayante, et le corps, étiolé par le séjour des villes, s'épanouit au sein de cette nature grandiose et poétique. Celui qui n'a pas de goût pour ces beautés, et qui préfère les plaisirs artificiels et énervants du grand monde, ne doit pas venir au bain de Soultz, à moins qu'une nécessité thérapeutique impérieuse ne l'y force. Dans ce dernier cas, il trouvera peut-être l'occasion de modifier ses goûts en même temps qu'il rétablira sa santé; ce sera double bénéfice.

FIN.

TABLE DES MATIÈRES.

FIN DE LA TABLE DES MATIÈRES.

www.ingramcontent.com/pod-product-compliance
Ingram Content Group UK Ltd.
Pitfield, Milton Keynes, MK11 3LW, UK
UKHW012050240726
13965UKWH00003B/1179